基础医学综合实验教程

（第二版）

主　编　李红丽　隋建峰
副主编　王亚云　杨　忠
编　者　（按姓氏笔画排序）

王　越　　王　韵　　王亚云　　邓其跃

田衍平　　刘运来　　杨　艺　　杨　岚

杨　忠　　杨　拯　　杨桂芝　　李　轩

李成仁　　李红丽　　李英博　　吴　冰

吴广延　　张晓丽　　陈　浩　　陈晓红

陈雄斌　　周晓杨　　胡　波　　胡　浩

赵红梅　　姚　娟　　徐金贺　　梅　峰

隋建峰　　曾本华　　蔡其燕　　熊加祥

科学出版社

北京

内 容 简 介

　　本教材着眼于基础医学实验教学的整合创新、实用和适宜要求，以联系应用、联系临床为导向，有所侧重地介绍了医学机能学、形态学、细胞生物学综合及应用型和设计及自主型实验。内容涵盖重要脏器系统的功能检测及生理、药理因素的影响；常见疾病动物模型的制备、观测及干预；活标本及其显微结构的过程性形态观察；光遗传学、功能钙成像、激光共聚焦实验等。

　　本书由长期承担相关内容实践教学、带教经验丰富的一线教师执笔，编写过程突出了内容的新颖性、针对性和可操作性，可作为高等医药院校本科生基础医学综合实验课程的专业教材，也适合相关专业研究生在生物医学科研工作中作为参考书使用。

图书在版编目（CIP）数据

基础医学综合实验教程 / 李红丽，隋建峰主编. —2 版. —北京：科学出版社，2021.11
　ISBN 978-7-03-069252-8

　Ⅰ. ①基⋯　Ⅱ. ①李⋯　②隋⋯　Ⅲ. ①基础医学－实验－高等学校－教材　Ⅳ. ① R3-33

中国版本图书馆 CIP 数据核字（2021）第118277号

责任编辑：周万灏 / 责任校对：郑金红
责任印制：张　伟 / 封面设计：迷底书装

科 学 出 版 社 出版
北京东黄城根北街16号
邮政编码：100717
http://www.sciencep.com
北京建宏印刷有限公司 印刷
科学出版社发行　各地新华书店经销
*

2012年 6 月第　一　版　开本：787×1092　1/16
2021年11月第　二　版　印张：9 1/4
2023年 7 月第十一次印刷　字数：220 000
定价：36.00元
（如有印装质量问题，我社负责调换）

《基础医学综合实验教程（第二版）》编写人员

（按姓氏笔画排序）

王　越（中国人民解放军海军军医大学基础医学院组织学与胚胎学教研室）

王　韵（中国人民解放军陆军军医大学基础医学院细胞生物学教研室）

王亚云（中国人民解放军空军军医大学基础医学院教学实验中心）

邓其跃（中国人民解放军陆军军医大学基础医学院神经生物学教研室）

田衍平（中国人民解放军陆军军医大学基础医学院组织与胚胎学教研室）

刘运来（中国人民解放军陆军军医大学基础医学院组织与胚胎学教研室）

杨　艺（中国人民解放军陆军军医大学基础医学院教学实验中心）

杨　岚（成都中医药大学基础医学院人体解剖与组织学教研室）

杨　忠（中国人民解放军陆军军医大学药检系临床血液学教研室）

杨　拯（成都医学院基础医学实验教学中心）

杨桂芝（四川大学基础医学与法医学院组织胚胎学与神经生物学教研室）

李　轩（中国人民解放军陆军军医大学基础医学院教学实验中心）

李成仁（中国人民解放军陆军军医大学基础医学院组织与胚胎学教研室）

李红丽（中国人民解放军陆军军医大学基础医学院教学实验中心）

李英博（重庆医科大学实验教学管理中心人体机能学实验室）

吴　冰（中国人民解放军陆军军医大学基础医学院教学实验中心）

吴广延（中国人民解放军陆军军医大学基础医学院教学实验中心）

张晓丽（中国人民解放军陆军军医大学药检系临床血液学教研室）

陈　浩（中国人民解放军陆军军医大学基础医学院教学实验中心）

陈晓红（中国人民解放军陆军军医大学药学院药理学教研室）

陈雄斌（成都中医药大学基础医学院人体解剖与组织学教研室）

周晓杨（中国人民解放军陆军军医大学基础医学院实验动物学教研室）

胡　波（中国人民解放军陆军军医大学基础医学院生理学教研室）

胡　浩（西安交通大学医学部基础医学实验教学中心）

赵红梅（中国人民解放军陆军军医大学基础医学院教学实验中心）

姚　娟（中国人民解放军陆军军医大学基础医学院教学实验中心）

徐金贺（中国人民解放军陆军军医大学基础医学院教学实验中心）

梅　峰（中国人民解放军陆军军医大学基础医学院组织与胚胎学教研室）

隋建峰（中国人民解放军陆军军医大学基础医学院教学实验中心）

曾本华（中国人民解放军陆军军医大学基础医学院实验动物学教研室）

蔡其燕（中国人民解放军陆军军医大学基础医学院组织与胚胎学教研室）

熊加祥（中国人民解放军陆军军医大学基础医学院教学实验中心）

前　言

　　课程是人才培养的核心要素，课程质量直接决定着人才培养质量。近年来教育部要求各高校认真梳理课程教学内容，合理增加课程难度，拓展课程深度，提升学业挑战度，切实提高课程教学质量，使其具有高阶性、创新性、挑战性。在国家大力倡导振兴本科教育的今天，建设适应新时代要求的医学教育本科课程，特别是加强、提升、完善基础医学实践教学课程的内容建设和实施，通过综合性实践教学推动本科生的创新思维和实践应用能力的培养，对于医学院校教学改革而言势在必行，也是医学教育改革的必经之路。在此背景下，我们对《基础医学综合实验教程》进行了改版，使其与本科生必修课程"基础医学综合实验与实验设计"教学实施要求相适应。为此，第二版教材做了如下修订：

　　一是继续以联系应用、联系临床为导向，以整合和创新为原则，在功能性实验中，进一步丰富基于疾病模型建立的应用型综合实验项目，尽可能涵盖展现机体主要系统常见危重疾病的动物模型的建立及干预实验；在形态学实验中，突出与疾病相关的活标本/组织的显微结构动态和过程性的实验教学。其目的在于弥补在现有的医学生培养模式下（以学科为中心的分段式教学模式），学生接触临床晚、前期内容与临床知识脱节的弊端，激发学生的学习兴趣，在基础和临床学习之间真正搭起桥梁。

　　二是增加基础医学前沿技术及应用的实验项目。近年来基础医学前沿技术突飞猛进，给医学研究领域不断带来革命性进步，应用前景巨大。但是，目前医学院校关于前沿实验技术及应用的前期教学远没有跟上快速变革的大趋势。其原因在于前沿性实验教学的组织和实施难度大。鉴于此类项目对于启迪思维、拓宽视野、激发学生创造性的重要性，有必要在精心策划和设计改良的前提下，在本科生实验课堂上尝试开展。为此，我们根据近年来在本科生开展前沿实验项目教学的实践，形成相关材料，纳入新增的"基础医学前沿实验技术及应用实验"一章，包括光遗传学技术、钙信号记录技术及应用等。

　　三是升级虚拟仿真实验项目以辅助教学。开展虚拟仿真实验教学对于拓展实验教学内容的深度和广度，提升实验教学的质量和水平具有重要作用。新版教材在保留原有国内较为成熟的虚拟仿真实验系统的基础上，对于教育部近年来认定的示范性虚拟仿真实验教学项目及应用进行了简介，此外还重点介绍了中国人民解放军陆军军医大学近期研发的具有较强教学针对性和适用性的虚拟仿真实验项目"光遗传学技术及光激活神经元促进动物觉醒的实验观察"。

　　本书在编写过程注意了内容的实用、新颖、简要和可行性。在编写过程中，我们参考了有关书籍、文献和相关网站内容，在此谨向作者们致以谢意。对于书中的缺点和错误，恳请读者予以批评指正。

李红丽　　隋建峰

2021 年 2 月于重庆

第一版前言

随着高等医学教育改革的不断深入，人们对于基础医学综合实验教学愈加重视。目前普遍认为：作为基础医学教育的重要组成部分，综合实验的开展是培养和开发学生实践动手能力、逻辑思维能力、研究创新能力的重要手段，对于实现学生知识、素质、能力全面发展的培养目标具有十分重要的意义。近年来，国内许多医学院校均通过必修课、选修课、第二课堂等形式大力开展针对本科生的基础医学综合实验教学，并出版了相应的教材，尤其是在医学机能学综合实验的内容整合和创新方面已有较多进展。但迄今为止，国内尚没有在内容上涵盖或整合医学形态学和医学机能学经典综合实验，有针对性、创新性、系统性的基础医学综合实验教材，因此，为适应当前高等医学教育改革和我校基础医学实验教学改革的需要，我们尝试编写了本书。

本教材以基础医学综合实验为主要内容，着眼于实验教学的实用性和适宜性，以整合创新、联系应用、联系临床为导向，有所侧重、有所取舍地介绍了相关的医学机能学、医学形态学综合实验及应用型、设计/自主性实验。其中医学机能学综合实验强调了各系统内的内容整合；医学形态学综合实验突出了观测活标本或其显微结构的动态和全程性的形态学创新实验教学，以弥补长期以来国内医学院校形态学实验教学中占主导地位的静态观测实验的不足；应用型实验以常用实验动物模型的复制、观测、治疗为主要内容，强调联系应用、联系临床、联系科研，注重实用。

本书主要章节都聘请长期承担相关内容的实践教学、带教经验丰富的基础医学实验课教师执笔，全书在编写过程突出了内容的实用、适宜、新颖、简要和可操作性，可作为高等医药院校本科生基础医学综合实验课程的专业教材，也适合相关专业的研究人员在医学和生物学科研工作中作为参考书使用。

在编写本书的过程中，我们参考了一些作者的有关书籍、文献和相关网站的部分内容，特别是得到了山东医科大学医学院形态学实验中心马保华教授的大力支持，在此谨向他们致以诚挚的谢意。由于编者知识水平和编写时间的限制，书中的缺点和错误在所难免，恳请读者予以批评指正。

隋建峰　李红丽

2012 年 7 月于重庆

目　　录

第一章　医学机能学基础综合实验…………………………………………………………1

　实验一　心血管功能监测及生理、药理因素的影响…………………………………………1

　实验二　呼吸功能监测及生理、药理因素的影响……………………………………………4

　实验三　肾脏功能监测及生理、药理因素的影响……………………………………………7

　实验四　消化道平滑肌活动监测及生理、药理因素的影响…………………………………8

　实验五　脑电活动及大脑皮质诱发电位信号在体记录分析………………………………11

　实验六　学习记忆行为学模型的建立及干预………………………………………………13

　实验七　颈交感神经活动监测及其效应观察分析…………………………………………15

　实验八　神经细胞自发及诱发放电活动在体记录分析……………………………………16

　实验九　心肌细胞电活动在体细胞内记录分析……………………………………………18

　实验十　耳蜗微音器效应与听神经动作电位在体记录与分析……………………………21

第二章　疾病动物模型制备、观察及干预实验……………………………………………23

　实验一　急性脑出血动物模型的制备、观察及处理………………………………………23

　实验二　农药中毒动物模型的制备、观察及救治…………………………………………24

　实验三　失血性休克动物模型制备、观察、处理及微循环效应监测……………………25

　实验四　右心功能衰竭动物模型的制备、观察及治疗……………………………………27

　实验五　心肌梗死动物模型的制备、观察及处理…………………………………………29

　实验六　肺水肿及呼吸衰竭动物模型的制备、观察及救治………………………………30

　实验七　气胸动物模型的制备、观察及处理………………………………………………31

　实验八　急性缺氧动物模型的制备、观察及处理…………………………………………33

　实验九　急性肾性高血压动物模型的制备、观察及治疗…………………………………34

　实验十　电解质紊乱动物模型的制备、观察及处理………………………………………35

　实验十一　酸碱紊乱动物模型的制备、观察及处理………………………………………37

　实验十二　实验性胃溃疡动物模型的建立、观察及处理…………………………………39

　实验十三　肝性脑病动物模型的制备、观察及处理………………………………………40

　实验十四　幽门螺杆菌感染动物模型的建立及检测………………………………………41

第三章　医学形态学基础与应用综合实验…………………………………………………43

　实验一　肺、肝、肾穿刺及冰冻切片活检技术及应用……………………………………43

　实验二　口腔脱落上皮细胞的形态学及糖类分布观察……………………………………44

　实验三　急性心力衰竭对心肌组织形态学的影响…………………………………………46

　实验四　应激性胃溃疡的胃黏膜上皮组织学观察…………………………………………48

　实验五　肝细胞形态学观察及急性肝中毒对肝糖原分布的影响…………………………51

实验六　急性肾缺血对肾脏组织细胞形态学的影响 ·················· 53

实验七　急性脑缺血对海马神经元形态学的影响 ···················· 54

实验八　鼠胚神经上皮细胞发育的形态学观察 ······················ 56

实验九　微波辐射后骨髓造血功能变化的细胞形态学观察 ············ 58

实验十　精子的形态学观察及其运动功能检测 ······················ 61

实验十一　外周血染色体标本制备 ································· 63

第四章　细胞生物学基础综合实验 ································· 65

实验一　肿瘤细胞培养和建系 ····································· 65

实验二　肿瘤细胞迁移和侵袭功能的体外观察实验 ·················· 70

实验三　小鼠造血干细胞分离培养与集落形成实验 ·················· 72

实验四　大鼠原代神经干细胞体外增殖与分化培养的形态学观察 ······ 74

实验五　鸡胚背根神经节轴突损伤实验 ····························· 76

实验六　缺氧对斑马鱼胚胎发育的影响 ····························· 79

实验七　肾上腺嗜铬细胞瘤细胞 PC12 的培养及诱导分化 ············· 82

第五章　基础医学前沿实验技术及应用实验 ························ 86

实验一　光遗传学实验技术及应用 ································· 86

实验二　激光共聚焦实验技术及应用 ······························· 88

实验三　钙信号在体光纤记录技术及应用 ··························· 90

实验四　膜片钳实验技术及应用 ··································· 92

实验五　无菌小鼠培育技术及应用 ································· 94

实验六　小鼠体外受精实验 ······································· 97

第六章　设计性实验与自主性实验 ································· 100

第一节　设计性实验与自主性实验的目的和方案 ···················· 100

第二节　设计性实验与自主性实验的内容、步骤和实施 ·············· 102

第七章　医学虚拟仿真实验 ····································· 105

第一节　VBL-100 医学机能虚拟实验室系统介绍 ····················· 105

第二节　国家虚拟仿真实验示范项目简介 ··························· 109

第三节　光遗传学虚拟仿真实验 ··································· 112

第八章　基础医学实验常用仪器设备和技术 ······················ 116

第一节　医学机能学实验常用仪器设备 ····························· 116

第二节　细胞培养技术 ··· 129

参考文献 ··· 140

实验一　心血管功能监测及生理、药理因素的影响

【实验目的和原理】

心血管功能最重要的监测指标是动脉血压。动脉血压受心输出量、外周阻力、循环血量以及动脉管壁弹性等因素的影响，其中尤以前两个因素更为重要。心血管中枢主要通过对心输出量及外周阻力的调节，使血压维持在一定水平。压力感受性反射在这个过程中起关键作用。该反射弧任何部分的兴奋或抑制均可直接影响血压的高低。

在家兔，主动脉弓神经在颈部自成一束向中枢传入，称为减压神经，压力感受器信号通过减压神经传入中枢，其神经冲动的频率随血压的变化而改变。当主动脉的压力升高时，管壁被扩张的程度加剧，减压神经的传入冲动频率增多，引起降压反射；反之，减压神经的传入冲动减少，引起升压反射。正常情况下，减压神经的传入冲动频率在心缩期血压升高时增加，在心舒期血压下降时减少。

心脏受交感神经和副交感神经支配。交感神经兴奋使心跳加快加强，心输出量增加。副交感神经兴奋心率减慢，心房收缩力减弱，心输出量减少。全身多数血管受交感神经缩血管纤维支配。交感神经缩血管纤维兴奋时，血管平滑肌收缩，血管口径变小，外周阻力增加。

心血管活动除受神经调节外，还受体液因素调节，主要有肾上腺素和去甲肾上腺素等。

动物实验中，常采用直接插管法连续观察与记录动脉血压变化，即将连接水银检压计或血压换能器的动脉套管插入动脉内直接测定血压。为避免凝血，动脉套管内应充满抗凝剂。

本实验目的在于观察与验证心血管活动的神经体液调节机制，掌握哺乳动物动脉血压、减压神经放电活动的直接测定方法，了解心电图标准肢体导联法，识别心电图各主要波形。

【实验对象】

家兔。

【器材和药品】

哺乳动物手术器械 1 套，兔手术台，RM6240 多道生理信号采集处理系统，血压换能器，塑料动脉套管，试管夹，双凹夹，铁支柱，金属针头，动脉夹，三通开关，刺激保护电极，监听器喇叭，引导电极，玻璃分针、针状电引导电极，注射器（1ml、5ml、20ml），棉线，纱布，棉花，25% 氨基甲酸乙酯，0.1% 肝素，0.01% 肾上腺素，0.01% 去甲肾上腺素，0.01% 乙酰胆碱，液体石蜡。

【步骤和项目】

1. 仪器连接及参数选择　　将压力换能器输入 RM6240 多道生理信号采集处理系统 1 通道，放大器灵敏度调至 12kPa 挡。刺激输出孔插刺激输出线。用试管夹把血压换能器固定在铁支柱上，使血压换能器与心脏大致在同一水平上。将压力换能器的前端两个伸向外端的

小管，分别与三通开关相连。其中一个三通开关与塑料动脉插管相连。在将动脉插管插入动脉前，将血压换能器的压力舱和动脉插管用注射器充满 0.1% 的肝素溶液。

2. 麻醉与手术

（1）麻醉　　实验动物先称体重，于手术前 20min 左右，用 25% 乌拉坦（剂量为 0.8～1g/kg 体重，即每千克体重 4～5ml）经耳缘静脉缓慢注入。通过检查角膜反射、痛反射、肌肉张力判断麻醉深度。注射的部位应先在耳缘静脉的中远段刺入，不可在近耳根处，否则需再次注入时就很困难。穿刺的角度要尽可能小，几乎与耳平面平行才好。当针头刺入静脉后，再向内平行推入 0.5～1cm，缓慢注射。如果针头在静脉内，就会看到血管内的血液向心脏方向退去，血管迅即由红变白，注射时感到阻力很小，注射部位的周围组织也不隆起。如注射时感到阻力大，且局部出现组织肿胀，表明药物注射到皮下，需重新穿刺注射。在实验中，如果麻醉不够深时，可酌情从静脉再适当补充一些麻药（一般不超过原剂量的 1/3）。

（2）手术　　动物麻醉后（以家兔为例），将兔仰卧，四肢固定于兔台上，固定好兔头。室温较低时，可打开兔台底下的电灯以便保温，然后进行手术。

1）实施气管插管术时，沿颈部正中线切一长约 7cm 的切口，用止血钳分离皮下组织、肌肉以暴露出气管，在气管下穿一线，提起气管。用手术剪将气管作一个"⊥"形切口，将气管插管自切口处向肺方向插入，用棉线扎紧以防滑出。

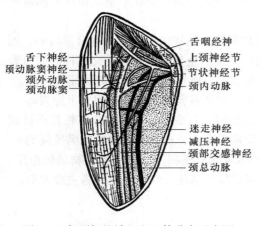

图 1-1　兔颈部的神经和血管分布示意图

（图中标注）
舌下神经
颈动脉窦神经
颈外动脉
颈动脉窦
舌咽经神
上颈神经节
节状神经节
颈内动脉
迷走神经
减压神经
颈部交感神经
颈总动脉

2）分离减压神经及颈总动脉时，迷走、交感、减压神经和颈总动脉都在气管两侧的颈动脉鞘内（图 1-1）。用左手拇指将颈部切口左侧皮肤向侧方拉开，其余四指配合拇指从后方上顶，暴露左颈动脉鞘，仔细识别颈总动脉和三条神经。其中迷走神经最粗、最白，常位于外侧；减压神经最细（头发样细），常位于内侧；交感神经为浅灰色，粗细与位置介于上述两神经之间。用玻璃分针纵向分离减压神经，然后分离颈总动脉及迷走神经，每一神经分离出 2～3cm，在各条神经下穿一条生理盐水浸泡过的不同颜色的棉线以便区分，并滴加液体石蜡以防干燥。颈总动脉下亦穿一棉线备用。手术过程中必须注意及时止血，小血管破裂出血时，需用止血钳夹住出血点并用丝线结扎止血。

3）动脉插管时，钝性分离另一侧颈总动脉，靠动物头侧部尽可能多分离些，在其远心端穿线结扎，以动脉夹夹住动脉近心端。在结扎处与动脉夹之间的动脉长度愈长愈好，一般至少有 3cm。在此段血管下穿一条丝线以备套管插入后结扎用。用锐利的眼科剪在尽可能远心端作一斜形切口（图 1-2A），剪开管径的一半，然后将动脉套管经切口向心脏方向插入动脉，再将丝线以双结扎紧以防套管滑出（图 1-2B）。插好后应保持套管与动脉的方向一致，防止扭曲及血管壁被套管尖端刺破。

4）安置心电图电极时，在动物的前肢及后肢小腿皮下，分别插进一注射针头，其心电信号经导线输入 2 通道记录心电图。

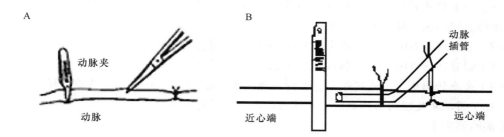

图 1-2 颈动脉插管术
A. 结扎远心端，夹住近心端，在近结扎处剪一斜小口；B. 插入动脉套管，结扎固定

3. 观察项目

（1）动脉血压、心电及减压神经电活动记录　打开 RM6240 多道生理信号采集处理系统电源，选择兔动脉血压调节实验，使系统 1 通道进入血压信号采集状态，2 通道选择心电，其余通道可不选择。打开动脉夹前，先将压力换能器三通开关与大气相通，使 1 通道置零。校零后将三通开关转向动脉导管，然后打开动脉夹，注意血压曲线变化（图 1-3）及心电波形。把已游离的减压神经轻轻悬挂在黄金双极引导电极上，连接好仪器导线，输入多道生理信号采集处理系统 3 通道，排除 50Hz 干扰，这时屏幕上可观察到随动脉压高低波动而起伏的减压神经传入冲动，该放电呈群集性特征，电位幅度为 $100\sim200\mu V$，通过监听器可以听到类似火车开动样的声音。注意观察其发放特点，计算出单位时间（5s，10s）冲动的总数。

（2）观察正常血压、心搏曲线　降低扫描速度，可见动脉血压曲线的三级波（图 1-3）。

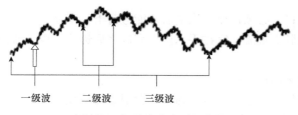

一级波　二级波　三级波

图 1-3 兔颈总动脉血压曲线

一级波（心搏波）：是心室舒缩所引起的血压波动，频率与心率一致。心缩时上升，心舒时下降，在快扫描曲线上可清楚看到。

二级波（呼吸波）：是呼吸运动引起的血压波动，吸气时上升，呼气时下降，它叠加于一级波之上，可在慢扫描曲线上显示出来。

三级波：不常出现，可能系由于血管运动中枢紧张性的周期性变化所致。它又重叠于一、二级波之上，有时也可在慢扫描曲线上显示出来。

（3）牵拉颈总动脉　手持右颈总动脉远心端的牵引线向上牵拉 5s，观察心搏、血压、减压神经放电信号的变化。

（4）夹闭颈总动脉　用动脉夹夹闭右颈总动脉 5～10s，观察上述变化。

（5）刺激减压神经　将左侧减压神经结扎、剪断，以中等强度连续电刺激减压神经中枢端，观察上述变化。

（6）刺激迷走神经　　结扎迷走神经。于结扎线头侧将神经剪断，以中等强度连续电刺激迷走神经向心端，观察上述变化。

（7）静脉注射 0.01% 肾上腺素 0.2～0.3ml　　观察上述变化。

（8）静脉注射 0.01% 乙酰胆碱 0.1～0.2ml　　观察上述变化。

（9）失血的影响　　通过颈动脉套管三通放血 50ml 至容器中抗凝，观察血压变化。

（10）将抗凝处理的动脉血回输入动物体内　　观察上述变化。

【实验要求】

1）掌握兔颈部神经、血管分离手术，动物麻醉、固定以及动脉血压直接记录方法。

2）记录减压神经放电波形，观察并分析其放电及调节机制。

3）根据实验结果，总结影响血压的重要因素，理解血压调节的机制。

【注意事项】

1）明确分工，各司专职。专职者必须掌握有关技术方法，保证实验顺利进行。

2）实验中有 3 个环节易发生动物死亡：①麻醉剂注射过快或过量；②颈部手术时误伤动脉分支或动脉插管滑脱或破裂，造成失血；③打开动脉夹时，枸橼酸钠倒灌入心脏。因此，在这几步要特别谨慎。

3）准确辨认并仔细分离减压神经，保持该神经的良好机能状态是本实验成败的关键。故分开颈部肌肉后，应保持血管与神经的自然位置，以便辨认减压神经。由于减压神经非常细，故要防止减压神经干燥（尤其室温较高时），减少对神经的牵拉，以免造成神经损伤。

4）记录心电图时，电极应插入皮下，避免插入肌肉。

5）做好各个项目的记录与分析，除在记录仪上描记好曲线外，应即时在曲线上标明药物名称、刺激强度。

6）每观察一个项目，必须待血压恢复后才能进行下一个项目。

7）如需体内注射肝素抗凝，宜在手术操作完成之后进行，以免流血不止。

【思考题】

1）血压曲线为什么出现三级波？

2）压迫颈动脉窦邻近的颈总动脉，为什么会引起血压波动？

3）血压正常时，减压神经是否有传入冲动？有何特点？其机制是什么？血压升高和降低时，减压神经放电有何变化？剪断与刺激减压神经，可能引起什么反应？为什么？

4）心电图是如何产生的？

5）如何证明交感神经对血管的紧张性支配？刺激颈交感神经与刺激内脏大神经对血压的影响有何不同？为什么？

（李红丽，王亚云）

实验二　呼吸功能监测及生理、药理因素的影响

【实验目的和原理】

呼吸中枢产生节律性冲动通过传出神经（膈神经和肋间神经）支配呼吸肌——膈肌和肋间肌，引起呼吸肌收缩并使胸廓产生节律性运动。机体代谢变化可通过调节机制引起呼吸节律产生适应性变化，使肺通气量发生改变，从而维持血中 O_2 和 CO_2 含量于正常水平。体内

外各种刺激有的直接作用于中枢，有的通过感受器反射性影响呼吸运动。呼吸运动本身可通过张力换能器直接进行引导测量。血氧饱和度测量能准确反映呼吸功能。膈神经的放电活动反映呼吸中枢的活动，特点是其节律与呼吸运动同步，为群集性冲动，放电幅度大，易于监测。

吗啡类药物是临床上常用的强力镇痛剂，但它对延髓呼吸中枢有很强的抑制作用，尼可刹米是呼吸中枢兴奋剂，可以对抗吗啡对呼吸中枢的抑制作用。

本实验目的是学习家兔呼吸运动及膈神经放电活动的引导记录方法，观察机体内外环境改变对呼吸运动及膈神经放电活动的影响，观察尼可刹米对抗吗啡抑制兔呼吸的作用，观察安定对抗尼可刹米引起兔惊厥的作用，探索家兔血氧饱和度的测量方法。

【实验对象】

家兔。

【器材和药品】

哺乳动物手术器械 1 套，兔手术台，气管插管，注射器（20ml、5ml 各 1 支），50cm 的长橡皮管 2 条，球胆 3 个，RM6240 多道生理信号采集处理系统，血氧监测仪，监听器，引导电极，玻璃分针、针状引导电极，25% 氨基甲酸乙酯溶液，尼可刹米，吗啡，3% 乳酸溶液，CO_2 气球，生理盐水，纱布，线。

【步骤和项目】

1. 实验步骤

（1）麻醉 方法同前。

（2）手术 将动物仰卧位固定于兔台上，用粗剪刀剪去颈部被毛。切开颈部皮肤，用止血钳分离气管，在气管下穿一棉线，在喉下剪开气管，插入气管插管，以棉线固定。分离右侧颈动脉和双侧迷走神经，并在其下穿线备用。在靠近中央胸锁乳突肌及其内侧的气管和外侧颈外静脉，用止血钳在颈外静脉与胸锁乳突肌之间向深处分离。当分离至气管旁时，可见较粗的臂丛神经向尾端外侧方向行走。在臂丛的内侧有一条较细的神经，约在颈部下 1/5 处横过臂丛神经并与之交叉，向内侧尾端行走，此即膈神经（如图 1-4）。用玻璃分针将膈神经分离 1～2cm，滴加一些液体石蜡并在神经下面穿线备用。分离手术完毕后用温热盐水润湿的纱布覆盖手术野。

（3）记录装置 用弯针在兔的剑突处皮下穿一棉线并固定。此线的另一端接至张力换能器，张力换能器信号输入 RM6240 多道生理信号采集处理系统 1 通道记录张力。家兔血氧饱和度测量信号通过皮肤传感器输入。

2. 观察项目 在实验菜单上选择呼吸调节实验并进行记录，可观察到与呼吸同步的上下波动曲线（1 通道）。记录呼吸幅度和频率，注意区分呼气相与吸气相并做好标记。

在实验菜单上选择进入膈神经放电实验（2 通道）。将膈神经用玻璃分针勾起放到黄金双极引导电极上，注意神经不可牵拉过紧，记录电极应悬空，避免触及周围组织。监听输出线连接监听器喇叭。选择仪器参数如下：

呼吸信号：增益 7g；膈神经放电信号：灵敏度 100～

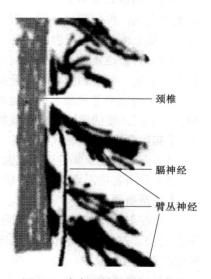

颈椎

膈神经

臂丛神经

图 1-4 家兔膈神经解剖示意图

$200\mu V$；时间常数 0.001；高频 1kHz。在屏幕上可见到与呼吸运动同步的节律性群集性膈神经放电图形，同时通过监听器亦可听到与呼吸运动相一致的类似潮汐样的放电声音。测出呼吸频率与放电频率。

（1）吸入气中 CO_2 浓度增加对呼吸运动的影响　　首先将细导管的一端连于装有空气的球胆上，将其另一端放于水杯中，然后打开导管上的螺丝夹，可见有气泡排出，调节螺丝夹以控制放气速度，计算单位时间内气泡数作为对照。将细导管从水杯中取出拭干，再插入气管导管分叉的下方，观察并记录一段血压和呼吸波形作为对照。气流速度不宜过急，以免影响呼吸运动，然后将上述的空气球胆换为浓度约 10% 的 CO_2 气球，以相同气流速度让动物吸入，观察并记录呼吸运动、膈神经放电及血氧饱和度的变化。

（2）缺氧刺激对呼吸运动的影响　　待呼吸恢复正常后，用一个纯氮球胆同上法调节放气速度，使之与上述对照速度相同，再将纯氮气通入气管套管，观察并记录吸入气中缺氧时的呼吸运动、膈神经放电及血氧饱和度的变化。

（3）增大呼吸无效腔对呼吸运动的影响　　将气管插管两侧开口端均连接一条长约 50cm 的橡皮管，使无效腔增大，观察其对呼吸运动、膈神经放电及血氧饱和度的影响。

（4）改变血液酸碱度对呼吸运动的影响　　用 5ml 注射器，由耳缘静脉注入 3% 乳酸溶液 2ml，观察呼吸运动、膈神经放电及血氧饱和度的变化。

（5）尼可刹米对呼吸运动的影响　　描记一段正常呼吸曲线后，由耳缘静脉按每千克体重 1ml，快速注射 2% 盐酸吗啡溶液，待呼吸抑制明显时，即由静脉按每千克体重 0.4ml，缓慢注入 25% 尼可刹米溶液，观察并记录呼吸、膈神经放电及血氧饱和度的变化。

（6）肺牵张反射对膈神经放电的影响　　用橡皮管将气管插管的一侧与充气 20ml 的注射器相连。待记录一段对照呼吸的放电活动后，在吸气末先将气管插管的另一侧堵住，并立即将注射器内的 20ml 空气迅速注入肺内，使肺维持扩张状态，观察此时膈神经放电是否停止。停止堵塞，等呼吸运动恢复后，同上法，于呼气末，用注射器抽气 20ml，使肺维持塌陷状态，观察膈神经放电变化。停止堵塞，使呼吸运动恢复。

（7）切断迷走神经对呼吸运动的影响　　先切断一侧迷走神经，观察呼吸运动及膈神经放电变化，再切断另一侧，观察切断迷走神经前后呼吸运动的频率、深度及呼、吸气的变化。重复上述肺牵张反射的项目，并对比其结果。

（8）刺激迷走神经向中端对呼吸运动的影响　　以中等强度的连续脉冲刺激一侧迷走神经的向中端，观察刺激期间呼吸及膈神经放电的反应。

（9）刺激坐骨神经对呼吸运动的影响　　在股部找出一侧坐骨神经，结扎并剪断其外周端，用不同强度的连续脉冲刺激其中枢端，观察呼吸运动及膈神经放电发生的变化。

【实验要求】

1）记录呼吸及膈神经放电曲线，分析放电机制。

2）分析各项因素对呼吸、膈神经放电及血氧饱和度的影响。

【注意事项】

1）注射吗啡的速度应根据呼吸抑制情况调节，一般宜先快后慢。注射尼可刹米的速度不宜过快，过快则引起惊厥，出现四肢僵直，角弓反张现象。此时可立即由静脉注射 0.5% 安定注射液 10ml/ 只。

2）分离膈神经时，动作一定要轻柔，避免出血或对神经过多的牵拉，损伤神经。

【思考题】

1）解释迷走神经在节律性呼吸中的作用。

2）小结影响呼吸节律和深度的因素，分析它们的作用机理。

（隋建峰）

实验三　肾脏功能监测及生理、药理因素的影响

【实验目的和原理】

肾脏最主要的功能是生成尿液以发挥排泄作用。尿的生成过程包括肾小球的滤过、肾小管的重吸收和分泌。凡影响上述过程的因素，均可影响尿的生成并引起尿量的改变。本实验通过以家兔为对象的急性实验，采用导尿术收集并记录尿量，从而观察在不同因素或药物的作用下尿量的变化，并分析其作用机理。

【实验对象】

家兔。

【器材和药品】

RM6240 多道生理信号采集处理系统，哺乳类动物手术器械 1 套，兔手术台，血压换能器，动脉插管，记滴器，输液器，双凹夹，刺激电极，记滴线，膀胱插管，玻璃探针，细塑料管（作输尿管插管用）1 对，注射器（50ml、10ml、2ml、1ml），烧杯，纱布，棉线，0.01%肾上腺素，0.01% 乙酰胆碱等。

【步骤和项目】

1. 仪器连接及参数选择　将记滴器连接到记滴插孔，在"示波"中点击"记滴"，按对话框提示操作。用滴管在记滴器两极中间滴几滴生理盐水，测试记滴器是否灵敏。

2. 称重、麻醉　先将实验家兔进行称重，然后用 25% 氨基甲酸乙酯（5ml/kg 体重）于兔耳缘静脉注入。仰卧位固定家兔，剃去颈部和腹部的毛。

3. 颈部手术步骤　其步骤包括：①气管插管；②一侧颈动脉插管记录血压；③颈静脉插管输液；④分离一侧迷走神经并于下方穿线滴加液体石蜡备用。

4. 尿液收集方法

（1）输尿管导尿法

1）经输尿管切开插入时，在耻骨联合上缘，沿正中线作一长约 5cm 的切口，沿腹白线切开腹腔，将膀胱移出体外，暴露膀胱三角（图 1-5），仔细找出两侧输尿管，并将其与周围组织轻轻分离。用线将输尿管近膀胱端结扎，在结扎上部剪一小口，把充满生理盐水的细塑料管向肾脏方向插入输尿管内，用线结扎固定，进行导尿，可见尿液从细塑料管中慢慢逐滴流出。

2）经膀胱内输尿管出口插入时，分离膀胱操作同上，找到输尿管两个入口，直接插入导管并扎线固定。注意塑料管要插入输尿管管腔内，不要插入

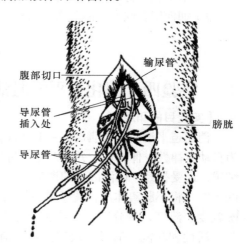

图 1-5　兔输尿管导尿法

肌壁层与黏膜之间，插入方向应与输尿管方向一致，勿使输尿管扭结，以免妨碍尿液流出。手术完毕后，用浸有温热的（38℃左右）生理盐水纱布将腹部切口处盖住，以保持腹腔温度。将细塑料管连到记滴器，以记录尿滴数。

（2）膀胱导尿法　　兔子较小，输尿管插入很困难时，可采用此法。自耻骨联合上缘向上沿正中线作 4cm 长的皮肤切口，沿腹白线切开腹腔。找到膀胱，将其移出体外，找到两侧输尿管管口，在其下方穿一细线，将膀胱上翻，结扎尿道。膀胱中尿液过多的可先用 50ml 注射器抽取部分，然后在顶部血管较少处剪一小口，插入膀胱插管，用线结扎固定。膀胱插管的另一端用导管连至记滴器。

5. 观察正常尿液生成情况　　在主菜单中选定实验相关项目参数，使系统进入信号采集。此时，屏幕上可有同步尿滴标记，每出现一滴尿滴，在屏幕上方同步出现一竖直短线。在"记滴"对话框中可显示"记滴时间""总滴数""平均速率""瞬时速率"等。

6. 观察记录各种影响因素对尿液生成的影响　　各种影响因素如下：①快速输入 20ml 生理盐水；② 0.01% 肾上腺素 0.5ml；③ 50% 葡萄糖 0.6ml；④ 0.01% 乙酰胆碱 0.5～1ml；⑤ 10% 尿素 5ml；⑥ 0.01% 去甲肾上腺素 0.3～0.5ml；⑦ 1% 呋塞米（速尿）0.4ml；⑧ 1 单位 /ml 垂体后叶素 2ml；⑨结扎、剪断迷走神经并刺激外周端使血压下降到 50mmHg；⑩用 50ml 注射器于三通侧管放血 50ml；⑪回输血 50ml。

【实验要求】

1）成功导出尿液并记录尿滴。

2）做好每项实验的血压、尿滴对照记录。

【注意事项】

1）保持膀胱或输尿管插管通畅，导尿管要固定、可靠。注意，极少量的出血凝固也可堵塞插管，堵塞时可尝试负压抽吸或正压内推导使之通畅。

2）实验需多次静脉注射，注意保护兔耳缘静脉，静脉穿刺从耳尖开始，逐渐移向耳根。

3）每项实验结果均要有对照记录。

【思考题】

1）本实验中葡萄糖利尿的机制是什么？

2）如何解释呋塞米的利尿作用机制？

（胡　浩）

实验四　消化道平滑肌活动监测及生理、药理因素的影响

【实验目的和原理】

消化道平滑肌具有肌肉的一般特性，如兴奋性和收缩性，同时还有其自身特殊性，表现为自动节律性、伸展性，并能产生推进性运动，对化学物质、温度变化、牵张刺激等影响较敏感，还受神经、体液因素的调节。药物通过与肠平滑肌上受体的相互作用而产生对平滑肌的影响。将小肠离体后，置于模拟体内环境的液体环境中，使营养液的离子成分、渗透压、酸碱度、温度、氧分压、营养成分等均类似于体内环境，可在一定时间内保持肠平滑肌的正常活性和功能。通过本次实验观察消化道平滑肌的收缩性、自动节律性、伸展性等生理特性；学习胃肠推进性运动实验方法，观察药物对其影响及对离体消化道平滑肌影响的实

验方法，观察理化因素、药物对离体消化道平滑肌特性的影响，分析药物的作用机制。

【实验对象】

昆明种小鼠 18 只，雌雄兼用，体重 20～22g，实验前禁食不禁水 8～12h。家兔 1 只，雌雄不拘，体重 2～3kg。

【器材和药品】

RM6240 多道生理信号采集处理系统，恒温平滑肌浴管，张力换能器，增氧泵，铁架台，双凹夹，烧杯，注射器，电子天平，直尺，玻璃板，手术剪，眼科剪，眼科镊，1ml 注射器，纱布，0.01% 乙酰胆碱，0.01% 新斯的明，0.01% 阿托品，0.01% 肾上腺素，0.1% 酚妥拉明，0.1% 普萘洛尔，台氏液，无钙台氏液（台氏液中去除 $CaCl_2$ 和 $MgCl_2$），0.9% 氯化钠注射液，5% 炭末阿拉伯胶，苦味酸溶液等。

【步骤和项目】

1. 动物分组与给药　　取昆明种小鼠 18 只，称重，标号后，随机分成对照组、新斯的明组、肾上腺素组，每组 6 只，雌雄各半。对照组皮下注射 0.9% 氯化钠注射液（0.2ml/10g 体重），肾上腺素组皮下注射 0.01% 肾上腺素（0.2ml/10g 体重），新斯的明组皮下注射 0.01% 新斯的明（0.2ml/10g 体重）。

2. 胃肠推进率的测定与计算　　给药 20min 后，给每只小鼠灌胃 5% 炭末阿拉伯胶混悬液 0.2ml，立即计时，灌胃炭末 15min 后将小鼠颈椎脱臼处死，剖开腹部，取出整个胃肠道，放入盛有少量生理盐水的培养皿中，剪去肠系膜，将肠管不加牵拉地轻轻平铺在滴有少许生理盐水的玻板上。以胃幽门为起点，回盲部为终点，测小肠全长，并测量自幽门开始，炭末在肠管内移行的距离，每只小鼠炭末移动距离占小肠全长的百分率为胃肠推进率。

3. 数据统计与分析　　将实验数据输入 SPSS 统计软件中，以单因素方差分析（ANOVA）比较各组间是否存在差异性，记录结果。

4. 离体肠平滑肌实验准备

（1）**启动恒温平滑肌实验系统**　　恒温浴锅中加蒸馏水，平滑肌浴管中加台氏液至浴管高度的 2/3（约 50ml）。开启电源，设定工作温度 38℃，使浴管内温度升高并稳定在 38℃。

（2）**制备标本**　　提起家兔后肢使其倒悬，用槌猛击兔头枕部使其昏迷，然后剖腹，自胃与十二指肠交界处始，将肠系膜沿肠缘剪开，分离出长约 25cm 的肠管，立即置于 4℃ 的台氏液中，剪成数段，每段长 2～3cm。如肠腔内容物较多，可用注射器吸取台氏液轻轻冲洗肠腔 1～2 次，基本干净后，置于 4℃ 台氏液中备用。

5. 建立离体肠平滑肌实验系统

1）开启生物信号记录分析系统，选择 1 个通道设定实验信号输入为张力，调零张力换能器。

2）取一长 2～3cm 的肠段，一端固定于浴管底部的小钩上，另一端用线连接于肌张力换能器上，调整肠管及换能器的高度，将标本浸于含 38℃ 台氏液的浴管中。肠段牵拉过紧、过松，或与周围管壁接触、摩擦，都将影响实验结果。

3）用增氧泵向浴管中供氧。

4）待肠段活动稳定后，开始实验观察。

6. 药物及理化因素对离体肠平滑肌运动特性的影响　　观察生理条件下（台氏液，38℃）肠平滑肌的生理特性（伸展性、收缩性、自动节律性），记录其收缩幅度、收缩频率、张力等，然后稳定温度在 38℃，观察下列药物和理化因素对肠段活动的影响。

1）向浴管内台氏液中加入 0.01% 乙酰胆碱 0.2ml，观察、描记肠段活动情况的变化。观察到明显效果后，冲洗肠段，更换 2~3 次台氏液，使肠段活动基本恢复正常再观察下一项目。

2）向浴管内台氏液中加入 0.01% 阿托品 0.2ml，1min 后，再加 0.01% 的乙酰胆碱 0.2ml，观察肠段活动变化，比较与上一项结果有何不同；然后，同上冲洗肠段。

3）向浴管台氏液中加 0.01% 肾上腺素 0.2ml，描记肠段活动变化情况。作用明显后冲洗。

4）向浴管台氏液中加 0.01% 新斯的明 0.2ml，观察肠段活动有何变化。作用明显后冲洗。

5）向浴管台氏液中加 0.01% 阿托品 0.2ml，1min 后，再加 0.01% 新斯的明 0.2ml，观察肠段活动变化，并与上一项结果比较。冲洗。

6）向浴管台氏液中加 0.1% 酚妥拉明和 0.01% 肾上腺素各 0.2ml，观察肠段运动变化，并与第 6 项结果比较。冲洗。

7）向浴管台氏液中加 0.1% 普萘洛尔 0.2ml，1min 后，再加 0.01% 肾上腺素 0.2ml，观察肠段活动情况，与上一项结果比较。冲洗。

8）向浴管台氏液中加 1∶1000 普萘洛尔 0.2ml，1min 后，再加 0.1% 酚妥拉明 0.2ml 和 0.01% 肾上腺素 0.2ml，观察描记肠段运动变化情况，并与 6）、7）、8）项结果比较。冲洗。

9）放掉台氏液，将肠段用 38℃无 Ca^{2+} 台氏液冲洗 3 次，换新鲜 38℃的无 Ca^{2+} 台氏液，观察小肠收缩曲线有何变化。

10）向无 Ca^{2+} 台氏液浴管内加入 0.01% 乙酰胆碱 0.2ml，观察肠段活动变化。

11）用 38℃正常（含 Ca^{2+}）台氏液冲洗肠段 3 次，加正常台氏液于平滑肌浴管中，观察肠平滑肌自发性收缩是否恢复。

12）向含 Ca^{2+} 台氏液浴管内加 0.01% 乙酰胆碱 0.2ml，观察肠段对乙酰胆碱的反应。

注意：以上观察项目均在 38℃恒温条件下进行。

13）将浴管内 38℃台氏液放掉，并关闭恒温器电源，向浴管内加入室温台氏液，观察在室温台氏液中的肠段平滑肌收缩情况，描记收缩曲线。

14）启动恒温加热系统，使浴管内台氏液温度升至 38℃，观察收缩曲线是否恢复。

实验结束，整理实验结果后记入表中，分析药物及 Ca^{2+}、温度对肠平滑肌的作用及机制。

7. 记录肠平滑肌细胞内电位及肌张力变化　将上述离体兔肠平滑肌标本去除黏膜后，用玻璃微电极（电极内液为 3mol/L KCl）刺入平滑肌细胞，通过微电极放大器将平滑肌细胞内电位变化输入生物信号记录系统，同步记录肠平滑肌细胞内电位及肌张力变化情况。

【实验要求】

1）制备离体小肠平滑肌。

2）记录各种药物对小肠平滑肌影响的收缩曲线。

【注意事项】

1）观察小鼠胃肠推进率实验中，灌入胃炭末后要准确计时，并及时处死小鼠。

2）上述加药量为参考剂量，效果不明显时，可增补，但应避免一次加药量过多。

3）每个实验项目观察到明显效果后，都需即时冲洗肠段，更换台氏液，待肠段活动稳定后，观察下一项目。

4）注意对浴管中肠段标本供氧。

5）换液时，加入台氏液量应保持一致，避免因药物浓度变化，影响实验结果的可比性。

【思考题】

1）肠平滑肌上存在哪些受体？其激动后对肠平滑肌的运动产生何种影响？

2）讨论分析各种药物对肠平滑肌活动有何影响？机制何在？

（李英博）

实验五　脑电活动及大脑皮质诱发电位信号在体记录分析

【实验目的和原理】

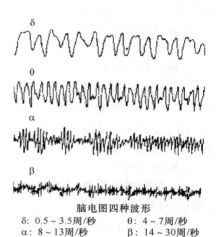

脑电图四种波形

δ: 0.5～3.5周/秒　　θ: 4～7周/秒
α: 8～13周/秒　　β: 14～30周/秒

图 1-6　脑电图的四种波形

大脑皮层神经细胞的生物电活动有两种形式：一种是在无特殊外来刺激情况下，大脑皮层自身具有的持续的、节律性的电位变化，称为自发脑电活动；另一种是当感觉器官、感觉神经或感觉传导途径上任何一点受刺激时，在皮层上某一局限区域引出的电位变化，称皮质诱发电位。将人脑的电活动经过头皮电极引导、放大并显示或记录下来的图形，称为脑电图（EEG）。脑电图是脑细胞群的自发性、节律性电活动，是研究和探讨大脑功能状态的重要指标之一。根据频率可将脑电波分为四类（如图 1-6）：

δ 波：频率为 0.5～3Hz，波幅为 20～200μV，表示大脑处于无梦深睡状态，是婴儿大脑的基本波形，在生理性慢波睡眠状态和病理性昏迷状态也会见到。

θ 波：频率为 4～7Hz，波幅为 20～100μV，表示大脑处于深挚思维或灵感思维状态，是学龄前儿童的基本波形，成年人瞌睡状态也会出现。

α 波：频率 8～13Hz，波幅为 10～100μV，是成年人安静闭目状态下的正常波形，在顶、枕区 α 活动最为明显，数量最多，而且波幅也最高。

β 波：频率为 14～30Hz，波幅为 5～25μV，在额、颞、中央区 β 活动最为明显，其指数约为 25%。

频率的个体差异很小，波幅的个体差异较大。

影响脑电波的因素很多。正常脑电波与年龄有密切关系，年龄越小，快波越少，慢波越多，且伴有基线不稳；年龄越大，则快波越多，慢波越少。但 50 岁以后，慢波又继续回升，且伴有不同程度基本频率慢波化。脑波更受意识活动、情绪表现及思维能力等精神因素影响。

α 指数（α 波占全部脑波百分比，安静闭目时为 75%）可作为情绪表现指标，情绪稳定而思维广博的人，α 指数高；情绪不稳定而狭隘偏激的人 α 指数低。α 波易受外界刺激干扰，睁眼时，α 波会减弱或消失，即便在黑暗环境中，睁眼也会如此。当人处于"怎么""什么""为什么"的惊疑状态时，由于网状结构上行激活作用增强而致去同步化，所以 α 活动受抑制；若外界刺激持续存在，它又可以逐渐恢复。α 波波峰与两侧波谷大体上可连成为等腰三角形，若峰顶向左右移位，破坏了等腰形态，则提示中枢处于疲劳状态。α 波活动可以反映人的某些心理品质，如 α 节律优势者，易与人合作。

β 波不受睁、闭眼的影响。在睁眼视物、焦虑不安、惊疑恐惧或服用安定等药物时，β

波活动急剧增多。β波活动也与人的某些心理品质有关。具有β节律优势的人常表现为：精神紧张、情绪不稳、感情强烈、易于冲动、固执己见、不受约束、善于独立执行任务；长于抽象思维，喜欢依靠"推理"解决问题，还表现出持久力差，易于疲劳的特点。

在大鼠中，如果直接将电极安放在皮层某一部位，则可以记录出相应的皮层脑电图。正常大鼠脑电波频率以5～10Hz为主，波幅小于200μV。

本实验采用刺激坐骨神经，在皮层后肢区记录诱发电位，在大鼠头皮位置记录脑电。本实验的目的在于：①了解大脑皮层各区域的位置划分及脑电产生的原理；②掌握脑电图记录的方法；③理解正常脑电图的波形及临床应用。

【实验对象】

大鼠。

【器材和药品】

RM6240多道生理信号采集处理系统，脑定位仪，皮层引导电极（直径1mm的银丝，头端呈球形），电极操纵器（三向推进器），保护刺激电极，哺乳动物手术器械1套，牙科钻，骨钳，螺钉，刺激输出线，纱布，5ml注射器及针头，25%氨基甲酸乙酯溶液，液体石蜡，生理盐水等。

【实验步骤】

1. 仪器连接及参数调节　　在实验选择菜单上选择诱发电位记录实验。将信号线接入1通道记录皮层诱发电位，实验前调节好放大器及刺激器的参数。仪器参数可选择如下：

灵敏度：100μV；时间常数：0.001；高频滤波：1kHz；刺激参数：同步触发；叠平均；模式：单刺激；强度：7.5V；波宽：0.2ms；刺激间隔：2s；重复次数：20。

2. 麻醉、固定和手术

1）以25%氨基甲酸乙酯（5ml/kg体重），腹腔注射麻醉。

2）动物俯卧固定于手术台上，剪去左侧大腿背外侧毛，于大腿中部纵行切开皮肤，用止血钳钝性分离二头肌与半腱肌，在深部即可找到粗大的、色白的坐骨神经。把保护电极安放在坐骨神经上，并滴加一些液体石蜡，然后固定保护电极，把切口皮肤用止血钳夹闭。

3）用脑定位仪固定大鼠，剪去头顶部毛。沿正中线切开头皮约4cm。钝性分离骨膜，暴露头骨骨线。在冠状缝后缘、矢状缝右旁用牙科钻钻开颅骨（图1-7），将创口扩大到距矢状缝1～2mm，冠状缝前2mm及人字缝前，勿伤及正中线血管。

4）用针头挑起脑膜，并用眼科剪剪去。滴一滴液体石蜡，以保护皮层。

5）将银球电极装在三向推进器上，电极尾端连接信号处理系统的信号输入线，参考电极夹在头皮切口边缘，动物接地。移动三向推进器，使银球电极接触右侧皮层体感运动区（坐标：前囟后4.0mm，中线旁2.0mm，硬膜下0.5mm），记录皮层诱发电位（图1-8）。

6）脑电图记录电极安放时，在需记录脑区部位利用头骨固定一螺钉（勿伤及皮质）。

7）脑电导联方法分单极、双极或多极。单极导联法是把头皮各脑区对应点的有效电极都安放在第一极上，把无

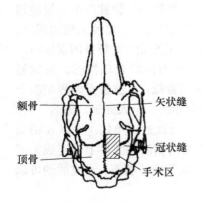

图1-7　大鼠颅骨定位示意图

（图中标注：额骨，矢状缝，冠状缝，顶骨，手术区）

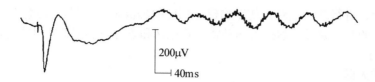

图 1-8　刺激坐骨神经记录的大鼠皮层诱发电位

关电极（双耳垂）接于第二极。此时记录的是有效电极下直径 3~4cm 脑区内电活动的总和。其优点是脑波掺杂少、波幅稳定；缺点是耳垂电极有问题，会影响半侧脑波。本实验采用单极导联法记录，将引导电极正极接脑电记录区螺钉，参考电极接皮肤创口，动物接地。选择脑电记录实验进行记录，开通记录系统，观察脑电图波形的基线是否平稳，电极是否接触良好。如有心电、肌电信号干扰，则移动与该导联相连的电极位置。

8）分离并刺激同侧坐骨神经，看能否记录到皮层诱发电位。

9）记录了体感诱发电位后，横断损伤脊髓，观察电位变化。

【实验要求】

1）记录出脑电图、皮层诱发电位，识别各种节律的脑电波，分析其产生机制。

2）试设计阻断、诱导不同的脑电波，并记录、分析之。

【注意事项】

1）手术过程中防止损伤皮质。

2）皮层诱发电位对温度非常敏感，在剪开脑膜后，要注意保持其体温。

3）引导电极以轻轻接触皮层为佳，压得太重，可影响记录；在更换引导部位时，须先旋起电极，使之离开皮层，然后才能移动电极位置，否则会损伤皮层。

4）所有仪器和动物必须良好接地。

【思考题】

1）皮层诱发电位与自发脑电波在记录方法、波形、特点、发生机理方面有何不同？

2）记录和分析皮层诱发电位有何临床意义？

3）试分析不同思维活动对脑电图影响的机理。

（吴　冰）

实验六　学习记忆行为学模型的建立及干预

【实验目的和原理】

学习是个体通过自身经历获得经验并产生新行为的过程，分为非联合型学习（习惯化和敏感化）和联合型学习（经典条件反射和操作式条件反射）两种方式；记忆是对所学知识进行存储、保持、再现的过程。记忆根据时间长短，分为短时程和长时程记忆；根据记忆内容，分为陈述性和非陈述性记忆。行为学模型对于学习记忆研究不可或缺，不同类型的学习记忆对应不同的动物模型，包括 Morris 水迷宫、八臂迷宫、主动回避及被动回避行为等。条件反射行为是最简单的学习记忆模型之一。本实验学习两种模型：①避暗实验系采用被动回避模式，在动物进入暗环境时给予足底电击，使其克服天然的趋暗反应，建立避暗行为，观察不同因素对避暗记忆的影响。②条件恐惧模型是以光（声或场景），电击分别作为条件刺激和非条件刺激，进行联合配对，使动物建立相应的恐惧条件反射。通过实验，了解避暗实验条件恐惧实验的基本原理，掌握检测动物避暗记忆和条件恐惧记忆的基本方法。

【实验对象】

成年小鼠或大鼠。

【器材和药品】

避暗仪，卵圆钳，帆布手套，变压器，烧杯，碘酒，棉球，广口瓶等。

【步骤和方法】

避暗仪分为明暗两室，明室（12cm×4.5cm×22cm），其上方约20cm处悬一40W钨丝灯。暗室较大（17cm×4.5cm×22cm），两室之间有一直径约3cm的圆洞，两室底部均铺以铜栅。暗室底部的铜栅可以通电，电击强度可在一旋钮上任意选择，一般取30～50V电压。电流或电压大小根据动物个体反应确定，一般以引起动物嘶叫、跳跃躲避为标准。明室底部不通电，暗室与一计时器相连，计时器可自动记录动物反应的潜伏期。

1. 避暗实验

（1）"避暗"行为强化　　将动物面部背向洞口放入明室，同时启动计时器。动物穿过洞口进入暗室后计时器马上停止，记录每只动物从放入明室至进入暗室所间隔时间，即潜伏期（以3min为观测上限），让动物在暗箱内适应3min后取出，重复上述步骤3次，计算平均进洞潜伏期。该步骤有利于动物熟悉环境，强化正常的趋暗反应。

（2）"避暗"行为训练　　开始实验，动物放入明箱，在动物进洞后立即关闭洞口，打开电源，电击足部5s（30～50V）后关闭电源，取出动物。

（3）"避暗"行为测定　　间隔一定时间后（按实验要求设定，可以是2h，24h，72h，甚至更长），重新将动物放入明室，测定其进入暗室的潜伏期，以此作为避暗反应参数。正常情况下动物该潜伏期大大延长，测定以3min为上限，超过此时间仍不进入计为3min。

（4）不同干预因素（或环节）对避暗行为的影响　　本实验采用缺氧方式进行干预，分不同时间节点进行干预。

1）干预记忆获得和建立过程（即学习过程）：在"避暗"行为训练之前进行干预，即首先进行缺氧干预（将动物放入密闭的广口瓶内5min）；然后立即进行"避暗"行为训练学习，方法同上述（电击足部5s，30～50V）；最后进行记忆行为检测，即在电击后1～3h，重测其进洞潜伏期，观察记忆所受影响，仍以3min为上限。

2）干预记忆保持过程：参考前述，但缺氧步骤改在"避暗"训练完成后立即给予，以干扰记忆的巩固过程；然后在间隔1～3h后，重测其进洞潜伏期，观察记忆所受影响，仍以3min为上限。

3）干预记忆提取过程：参考前述，但缺氧步骤改在记忆的重测定前给予，以干扰记忆的提取过程，即在训练后1～3h（之前的记忆已建立和保持完毕）电击；然后立即测其进洞潜伏期，观察记忆所受影响，仍以3min为上限。

上述的"1～3h"的时间间隔可以根据需要延长，例如在24h或48h后重做测试，记录每只动物进入暗室的潜伏期。另外，除潜伏期外，行为判断指标也可拓展采用其他方面的参数，例如记录单位时间内的电击次数或错误反应百分率等。

2. 条件恐惧实验　　实验在避暗箱的暗室内完成，明暗两室不相通，电击强度为30～50V电压。

（1）训练前测定　　将动物放入暗箱内适应环境 3min，共 3 次，合计 9min；记录每个 3min 内的每一次非特异性僵立时间（s）。动物僵立的标准为：除呼吸外，身体其余部位都保持呆立不动。合计出每个 3min 内的僵立总时间，并计算平均值。

（2）恐惧训练　　电刺激（35V）持续 1s，共 7 次；两次电刺激的时间间隔在 60～100s 内随机：一般选定 60s、90s、70s、80s、100s、75s；电击后继续在箱内适应 30s，记录该 30s 内动物的呆立时间，然后取出动物。

（3）恐惧测试　　恐惧训练 1～3h 后，重测 3min，记录 3min 内每一次动物的呆立时间，并合计总呆立时间。比较恐惧训练前后动物的呆立时常的差异，判断动物的恐惧学习情况。

【实验要求】

准确记录潜伏期，计算平均值。

【注意事项】

1）注意安全，小心用电。

2）动物轻拿轻放，并保持实验室安静，尽量避免给实验动物额外刺激。

3）实验中应及时清除铜栅上的粪便等杂物，以免影响刺激时的电流强度。

4）动物在 24h 内有其活动周期，故每次实验应选择同一时间，前后 2d 的实验要在同一时间内完成。

（姚　娟）

实验七　颈交感神经活动监测及其效应观察分析

【实验目的和原理】

颈交感神经纤维起自上胸段脊髓内，经 T_1～T_6 及其交通支至胸段交感干，在交感干内上行达颈部交感干至各神经节，颈交感神经节共有 3 对，即颈上、颈中和颈下神经节，其中颈下神经节大多与 T_1 神经节（部分为 T_1、T_2 等）融合为星状神经节。颈交感神经节发出的神经纤维分布广泛，起自颈神经节的交感神经纤维沿颈内动脉到达脑内，分布于间脑、丘脑下部和垂体等。颈交感神经中枢经常处于紧张性活动中，其紧张性冲动可通过颈交感神经传到血管平滑肌和扩瞳肌，引起血管收缩和瞳孔扩大。如果切断颈交感神经，则其所支配的血管显著扩张，瞳孔缩小。

本实验目的是了解颈交感神经对兔耳小动脉管壁平滑肌及对眼扩瞳肌的作用（图 1-9）。

【实验对象】

家兔。

【器材和药品】

RM6240 型多道生理信号采集处理系统，保护电极，哺乳动物手术器械 1 套，兔手术台，0.01% 肾上腺素，生理盐水等。

【步骤和项目】

1. 实验准备　　将兔背位固定于手术台上，剪去颈部及耳部被毛。在非麻醉状态下，自颈部正中线纵行切开皮肤，钝性分离颈部肌肉，暴露气管。分离气管双侧交感神

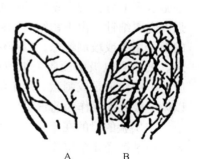

图 1-9　兔耳血管的反应

A. 切断交感神经后的兔耳血管

B. 刺激交感神经时的兔耳血管

经，在其下方穿双线备用。手术完毕后将兔松开，经 15～20 min 后进行实验观察。

2. 仪器连接 将保护刺激电极与 RM6240 型多道生理信号采集处理系统的刺激输出端相连。

3. 观察与记录

1）在光亮处比较两耳血管的粗细，并用手触摸其温度有无差别？记录比较双侧瞳孔的大小。

2）结扎一侧交感神经，并在近中端将其切断。比较两耳血管粗细及瞳孔有无变化？触摸其温度有无差异？为什么？

3）打开 RM6240 型多道生理信号采集处理系统，开启刺激器，用中等强度的连续电刺激，刺激已切断的交感神经外周端，观察同侧兔耳小动脉有何变化？瞳孔有何变化？

4）静脉注射 0.01% 肾上腺素 1ml，观察两侧兔耳血管和瞳孔有何变化？

【实验要求】

1）记录交感神经剪断、刺激前后的瞳孔直径。

2）比较注射肾上腺素前后家兔耳部血管和瞳孔的变化。

【注意事项】

1）手术过程中注意家兔的固定。

2）如此兔在短时间内不再进行其他实验，则在手术及实验过程中应注意消毒，实验后伤口应进行抗菌处理，伤口处可撒上青霉素粉，再行缝合。

【思考题】

试分析颈交感神经对瞳孔有何作用？

（杨 艺）

实验八 神经细胞自发及诱发放电活动在体记录分析

【实验目的和原理】

中枢神经系统的神经元在接受外周或中枢其他神经元的传入信息后，会出现相应的反应，即兴奋或抑制。应用细胞外金属或玻璃微电极技术可记录到中枢核团内神经元（一个或多个）的自发或诱发性电活动，该电活动多表现为脉冲式连续发放的动作电位，称为放电。这种记录到的一个或多个神经元的电活动称为单位放电。可根据单位放电的频率和形式，在细胞水平上分析神经系统的机能状态。常用微电极有金属和玻璃两类。金属微电极是一种高强度金属细针，由不锈钢、铂铱合金或碳化钨丝在酸性溶液中电解腐蚀尖端而成，尖端以外的部分用漆或玻璃绝缘，以确保只有尖端可以导电，其制作成本高，适用于慢性埋置电极记录。玻璃微电极由硬质毛细玻璃管加热拉制成尖端很细的空心管，使用时内部充灌以电解质，可用作记录或刺激。用于细胞外记录时，其尖端直径 1～5μm，阻抗可达 1～8 兆，需配以微电极放大器作为前置引导。

本实验的目的在于：①学习玻璃微电极制作技术；②学习立体定位仪的使用；③学习引导、记录神经元单位放电（自发或诱发）的方法。

【实验对象】

大鼠。

【器材和药品】

哺乳动物常用手术器械，RM6240 多道生理信号采集处理系统，立体定位仪，人工呼吸机，监听器，微电极操纵器，微电极放大器及探头，玻璃微电极，25% 氨基甲酸乙酯，3mol/L 氯化钾等。

【步骤和项目】

1. 仪器连接　　连接好微电极放大器及多导信号采集分析系统。

2. 手术准备　　将大鼠用 25% 氨基甲酸乙酯（按每千克体重 5ml）腹腔麻醉后，将其固定于立体定位仪上。于枕大孔挑开小脑延髓池，引流脑脊液，以减缓呼吸造成过大的脑波动，影响记录。在冠状缝后旁开矢状缝开颅暴露一侧脑表面（5mm×5mm），并以 40% 琼脂封固，然后依照 sawye 图谱（图 1-10），使用微电极推进器将内充

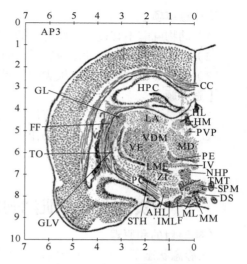

图 1-10　大鼠脑冠状切面图
图中指示内容，见 sawye 图谱

3mol/L 氯化钾的玻璃微电极（直流电阻 1～8MΩ）缓慢插入背海马（定位坐标：P2.8，L3，H3），引导单位放电。

3. 自发放电的记录　　推进电极时，当电极没有接触脑组织时，记录到的是大幅值噪声，一旦电极接触脑组织，电极噪声则立即减小。继续推进电极，在背景噪声上出现单个脉冲式放电，同步监听到"啪啪"声时，则为神经元单位放电（图 1-11）。注意在穿透整个核团仍没有记录到放电时，则应拔出电极，更换电极后重新记录。

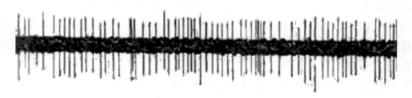

图 1-11　海马神经元自发放电记录

4. 诱发后的单位放电变化　　记录到海马神经元单位放电后，给予动物不同部位外周刺激，如抚摸刺激或痛刺激，观察放电变化；亦可给予特定部位特定方式的电刺激，观察有无变化。

对神经元功能的电生理学定性及观察神经元对某种刺激因素的反应，可通过分析刺激前后单位放电变化来判断。给予可影响神经元放电特性的刺激因素，可影响其放电频率。如头端延髓腹外侧区是交感神经兴奋性神经元密集区，但还有许多其他类型神经元，为了鉴别这些神经元的性质，通过刺激主动脉神经，观察其是否受减压神经兴奋抑制，以此进行定性。

【实验要求】

1）制备玻璃微电极，学习立体定位仪的使用。

2）记录并监听单位神经元放电。

【注意事项】

1）动物麻醉不宜过深，微电极插入脑区时，操作一定要轻、慢。

2）给予外周刺激时动作应轻柔，防止较大震动影响记录。

3）引导单位放电的微电极尖端位置可在实验结束后经直流电毁损，再进行组织学鉴定。

【思考题】

1）记录神经元的单位放电有何生理意义及应用价值？

2）神经元的单位放电及其动作电位在记录方法、波形、波幅等方面有何不同？

（胡　波）

实验九　心肌细胞电活动在体细胞内记录分析

【实验目的和原理】

在静息状态下，心肌细胞内外存在着外正内负的静息电位。在非自律性细胞（如心室肌和心房肌），其静息电位是稳定的；但在自律性细胞（如窦房结和浦肯野纤维），其静息电位不是一个稳定值，而是逐渐发生自动去极化。当自动去极化达到阈电位时，又引起一个新的动作电位，并向周围组织传播，使心脏能产生节律的收缩和舒张活动。心肌细胞动作电位与骨骼肌或神经纤维动作电位相比，有明显不同。前者复极化所需时间特别长，这一特点是心肌电生理特性产生的基础。通过细胞内微电极技术，可以直接观测到离体心肌组织或在体心脏单个心肌细胞的跨膜电位变化。

正常人体内，心脏收缩前，首先发生电位变化，心电变化由心脏的起搏点—窦房结开始，按一定途径和时程，依次传向心房和心室，引起整个心脏兴奋，故每一心动周期中，心脏各部分兴奋过程中的电变化及时间顺序、方向和途径等都有一定规律。心脏如一个悬浮于容积导体中的发电机，其综合电位变化可通过体内导电组织和体液—容积导体传导到全身，在体表出现有规律的电变化。将体表电极放置在人体表面的一定部位可记录到的心脏电变化曲线，称心电图。心电图是心脏兴奋的产生、传导和恢复过程中生物电变化的反映，与心脏机械收缩活动无直接关系。心电图对心起搏点的分析、传导功能的判断及心律失常、房室肥大、心肌损伤的诊断具有重要价值。正常人心电图包括 P、QRS、T 三个波形，及相关时程（包括间期和段）。P 波表示心房去极化，QRS 波群表示心室去极化，T 波表示心室复极化。

本实验目的在于学习在体心肌细胞动作电位记录技术，观察心室肌细胞动作电位的波形特点，学习心电图的标准肢体导联方法，识别心电图各主要波形。

【实验对象】

蟾蜍。

【器材和药品】

蛙类手术器械 1 套，微电极放大器（简称"微放"）及探头，RM6240 多道生理信号采集处理系统，屏蔽罩，玻璃微电极，微电极推进器，微电极拉制仪，3mol/L KCl 溶液，注射针头 5 个。

【步骤和项目】

1. 制备浮置式玻璃微电极

1）先把直径为 30～50μm 的细银丝绕 3～5 圈（圈径 6～8mm），末端银丝留 15～20mm

长，用小镊子将此段银丝弯到圆圈的中轴位置，用来插入玻璃微电极，银丝的另一端焊于细铜棍下端。实验前，先将插入微电极部分的银丝镀上 AgCl，制成泛极化电极备用。

2）将直径 1.3～1.5mm 的有芯玻璃管毛坯置于微电极拉制器上，拉制成尖径小于 1μm 的微电极。将微电极置入 3mol/L KCl 溶液内进行虹吸充灌 24h。充灌好的微电极电阻应在 10～25MΩ 的范围，尖端内无气泡和结晶。

3）实验时，将已充灌好的玻璃微电极，在距尖端 8～10mm 处，用锯安瓿的小砂轮片轻轻锯一小横线，用左手拇指和食指（或用尖端套有细胶皮管的中号镊子）掐住微电极尖部近锯线处保持不动，右手拇指及食指掐住微电极柄，轻轻一折即可将微电极尖折断，然后将有弹簧的细银丝插入。细银丝镀了氯化银的部分插入折断的微电极内，细铜棒夹在微电极推进器上，并将微电极放大器探头的导线夹夹在铜棒上。

4）实验时，将已充灌好的玻璃微电极去除一部分电极柄，使电极的长度为 1.5～2cm（减少电极重量，使其能够随着悬浮电极浮动）。方法如下：在距尖端 15～20mm 处，用小砂轮片轻轻锯一小横线，用左手拇指和食指（或用尖端套有细胶皮管的中号镊子）掐住微电极尖部近锯线处保持不动，右手拇指及食指掐住微电极柄，轻轻一折即可将微电极柄折断，然后将细银丝镀了氯化银的部分插入微电极内，细铜棒夹在微电极推进器上，并将微电极放大器探头的导线夹夹在铜棒上。

2. 手术操作 将蟾蜍仰卧于木蛙板上，用刺蛙针破坏其脑脊髓。剪去胸部皮肤及胸骨，再用眼科剪剪去心包，暴露心脏。

3. 仪器连接及参数选择 用尽可能短的导线将浮置式微电极与微电极放大器输入探头相连，微电极放大器负极导线夹夹在胸壁组织上或主动脉根部作为参照电极，其电极连至探头负端（图 1-12）。将微电极放大器输出端连接到 RM6240 多道生理信号采集处理系统 1 通道。系统参数可用系统默认参数。

4. 观察项目 在实验菜单下选择心肌动作电位实验。

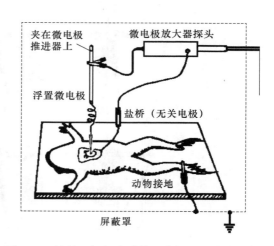

图 1-12 蟾蜍心肌细胞动作电位的记录连接示意图

（1）心室肌细胞动作电位的采集 取一制备好的浮置微电极，调整微电极尖端，使其垂直于心室表面，通过微电极推进器使微电极快速垂直地接触心室肌表面，借心脏跳动的力量，使电极插入心室肌细胞。一旦微电极插入心肌细胞，随着心室的每次兴奋，将规律地出现电位变化，此即心肌细胞动作电位（图 1-13）。实验时，注意观察心室肌细胞动作电位的幅度、时程和各期特点。

（2）心肌细胞动作电位的测量 记录到心肌细胞动作电位后，可通过多道生理信号采集处理系统对其进行波幅、波宽的测量，测出蛙心肌细胞动作电位的幅度和时程。

（3）心电图的记录 点击"实验"菜单，选择"循环"菜单中的"人心电图"。系统进入该实验信号记录状态。手动设置仪器参数：1～3 通道时间常数 0.2～1s，滤波频率 100Hz，灵敏度 1mV，采样频率 1kHz，扫描速度 500ms/div。在"示波"菜单中激活"导

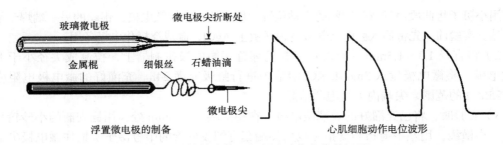

图 1-13 蟾蜍在体心肌细胞动作电位的记录

联"菜单项，分别点击各通道的导联按钮，将 1～3 通道分别设置为标准Ⅰ、Ⅱ、Ⅲ导联，按心电图导联方法（图 1-14），心电图导联线电极连接于刺入蟾蜍皮下的注射针头。电极安放红色线为正，蓝色线为负，黑色线为接地线，连接右后肢。启动记录按钮，记录Ⅰ、Ⅱ、Ⅲ导联心电图，测量 P 波、QRS 波、T 波振幅，P—R、Q—T 间期（图 1-15），并计算心率。点击"暂停"，将 1～3 通道分别设置为 aVR、aVL、aVF 导联并改变相应连接方法，启动记录按钮，再次记录并测量。

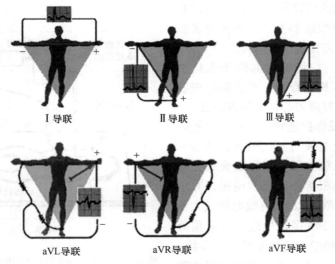

图 1-14 各种心电图的导联方法

【实验要求】

1）记录并测定心肌细胞动作电位的幅度、时程和各期特点。

2）改变导联方法，记录Ⅰ、Ⅱ、Ⅲ导联心电图。

【注意事项】

1）制备标本时应充分捣毁蛙中枢神经系统，这样可避免肌电干扰，同时要尽量减少出血，以维持心肌细胞正常供血。

2）制备浮置式微电极是实验成功的关键，过程中动作要轻柔，否则微电极尖端会在无意中被折断。最好在折断电极柄时将微

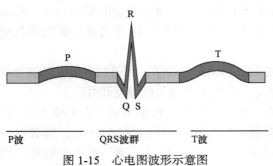

图 1-15 心电图波形示意图

电极尖浸在水中，以减小折断时的振动，提高成功率。

3）装微电极前，先使细银丝接触心室表面，如能引出心室表面电图（形态类似体表心电图），说明仪器部分处于良好工作状态，再将细银丝插入微电极，可保证实验的成功率。

4）记录心电图时，电极应插入皮下，避免插入肌肉。

【思考题】

1）与神经纤维和骨骼肌细胞相比，心室肌细胞动作电位有何特点？

2）心电图是如何产生的？

3）记录过程中如何防止外界的干扰？

（李　轩）

实验十　耳蜗微音器效应与听神经动作电位在体记录与分析

【实验目的和原理】

当声音作用于内耳时，可从圆窗引出一种与外刺激的音波波形相似的电位变化。如将此电位引到扩音器上，即可复制出原刺激的声音，可见耳蜗如一微音器，故称此种电位为耳蜗微音器电位。这种引起微音器电位的效应，被称为 Wever-Bray 效应。在圆窗上先后可记录到两种电位，一种为微音器电位（CM），另一种为耳蜗神经上的动作电位（N_1、N_2、N_3），如图 1-16A。微音器电位随内、外淋巴离子浓度改变而改变，并在缺氧时大部分微音器电位消失。微音器电位特点为：电位波形、频率与外刺激声波一致，强度可达 1 毫伏，其大小与基底膜的运动大小成直线关系，响应频率可达每秒 10000 次以上，潜伏期小于 0.1ms，无不应期，既无适应现象，也不发生疲劳。在寒冷、麻醉，甚至动物死亡后半小时内并不消失。

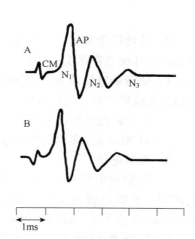

图 1-16　短声刺激引起的耳蜗微音器电位与听神经动作电位

耳蜗动作电位是一种负电位，出现在微音器电位之后，潜伏期为 0.6~1ms，当声音位相改变时，微音器电位随之而改变，但耳蜗神经动作电位并不改变（图 1-16B）。耳蜗神经动作电位为一组电位，一般有两个主要的电位 N_1 和 N_2，其后还常有小的电位 N_3。耳蜗神经动作电位随刺激的增强而增大（并非直线关系）。其成因为神经干兴奋后产生的是复合动作电位，其大小在一定程度上能表示被兴奋的神经纤维数目。耳蜗神经动作电位的发放频率约在每秒 3000 次以内。

本实验目的在于学习豚鼠耳蜗微音器电位及听神经动作电位的引导方法，观察耳蜗微音器效应，了解耳蜗微音器电位的特点。

【实验对象】

豚鼠。

【器材和药品】

哺乳动物手术器械 1 套，RM6240 多道生理信号采集处理系统，立体定位仪，银球电极，刺激电极，刺激输出线，音频线，信号线，耳塞，纱布，25% 氨基甲酸乙酯，生理盐水等。

【步骤和项目】

1. 手术部分　　以 25% 乌拉坦按每千克体重 5ml 将动物腹腔注射麻醉后，将其侧卧，剪去耳郭四周的毛。沿豚鼠耳郭根部后缘切开皮肤，分离组织，暴露外耳道口后方的颧骨乳突部（注意止血），在乳突上轻钻一直径 3～4mm 骨孔，豚鼠头骨及迷路位置如图 1-17。

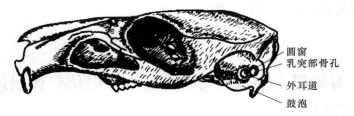

图 1-17　豚鼠头骨及迷路位置

2. 连接记录装置　　将豚鼠侧卧于立体定位仪上，使其耳蜗向上暴露。在实验菜单上选择进入耳蜗微音器效应实验。

1）微音器电位的银球引导电极接入 RM6240 多道生理信号采集处理系统 1 通道，参考电极接皮肤创口处，动物接地。

2）以方波刺激为脉冲声源，将刺激输出线接耳塞电极，耳塞放置在外耳道口。

3）将 RM6240 多道生理信号采集处理系统音频输出连接音箱，进行监听。

3. 观察记录

1）将银球电极插入骨孔（勿接触周围组织），调节立体定位仪，使其轻轻接触圆窗或其周围（不要触破圆窗膜，以免微音器效应减弱）。打开连续记录模式，试对豚鼠耳道说话、唱歌或拍手等，即可在屏幕上见到相应电位变化，并能在监听器里听到同样的声音。

2）打开刺激器窗口，选择同步触发，叠平均记录模式，参数选择如下：

同步触发；延时：5ms；重复次数：20 次；周期：2s；强度：低于 30V；波宽：0.3s。监听同步微音器效应声音，辨别微音器电位和听神经动作电位。

3）可以用同样的方法观察对侧豚鼠耳蜗微音器效应。

【实验要求】

记录并分析耳蜗微音器电位及产生机制，了解其临床应用。

【注意事项】

1）麻醉剂量与部位。

2）手术过程中要及时止血。

3）银球电极勿接触周围组织，接触耳蜗深部力度要适度。

4）保持室内安静，排除外界噪声干扰。

【思考题】

如何区别微音器电位和听神经动作电位？

（杨　拯）

第二章
疾病动物模型制备、观察及干预实验

实验一　急性脑出血动物模型的制备、观察及处理

【实验目的和原理】

颅脑损伤、颅内动脉瘤及颅内动静脉畸形等，易引起脑血管突然破裂，形成脑出血。严重的脑出血可引起脑神经损害、偏瘫、视力障碍等一系列症状。颅内动脉瘤和脑动静脉畸形发生蛛网膜下腔出血后，由于脑脊液循环和吸收障碍导致脑积水形成，继而发生颅内压增高；颅脑损伤引发颅内血肿及脑实质内出血性水肿等，可使颅腔内容物体积增加，超出正常颅内压调整范围，导致颅内压持续在 2.0kPa（200mmH$_2$O）以上，产生相应的综合征，称颅内压增高。严重颅内压增高会导致脑组织移位，形成脑疝，影响生命中枢活动。

本实验采用在内囊注入自身动脉血的方法，引起颅内压增高。通过本实验掌握颅内出血动物模型的复制方法，理解其发生机理及颅内压增高的救治原则。

【实验对象】

家兔。

【器材和药品】

RM6240 型生理信号采集处理系统，兔台，哺乳动物手术器械 1 套，引导电极固定支架，动脉套管，血压换能器，注射器（2ml、5ml、20ml），自制脑室测压管，内囊插管，502 胶水，牙科水泥，25% 氨基甲酸乙酯，生理盐水，肝素等。

【步骤和方法】

1. 麻醉和固定　　动物称重后，以 25% 氨基甲酸乙酯按每千克体重 5ml 剂量，由耳缘静脉注入，待动物麻醉后，仰卧固定于兔台上。

2. 手术操作

（1）气管插管　　颈部正中切口，分离肌肉以暴露出气管，将气管作"⊥"形切口，再将气管插管自切口处向肺方向插入，用棉线扎紧以防滑出，气管切口术至此完成。

（2）动脉插管　　钝性分离左颈总动脉，把动脉套管经切口向心脏方向插入动脉、固定。动脉套管另一端接压力换能器，输入 1 通道，测动脉血压。

（3）颅部手术　　①将兔由仰卧位改为俯卧位，兔头顶部去毛，行皮肤正中纵向切口切开头皮，刮去颅骨上的硬脑膜，确定侧脑室埋管位置（冠状缝后 1mm，矢状缝左 5mm，深度 5mm），用同埋管一样粗细的钻头钻开颅骨，插入脑室管，用牙科水泥和 502 胶水固定；另一端接压力换能器，输入 2 通道，检测颅内压。②在冠状缝后 1mm，矢状缝右 7mm 钻孔，埋制内囊插管，插入深度为 11mm，用牙科水泥和 502 胶水固定。

（4）呼吸描记　　在胸侧穿线与张力换能器相连，其压力信号输入 3 通道记录呼吸。

（5）安置心电图电极　　在动物的上下肢按相应导联位置分别插进金属针头与记录线相

接，其心电信号经导线输入 4 通道。

（6）观察记录　　观察并记录 4 个通道的正常值。

3. 颅内高压模型复制　　用肝素润湿了的注射器在动脉插管的压力换能器侧口处抽取动脉血 1.5~3ml，然后缓慢注入内囊。观察各项指标值，颅内压会先升高后下降，颅内压保持在较高水平 20min 左右，且此时的值高于正常颅内压值，模型复制成功。

4. 救治　　用呋塞米、20% 甘露醇两种药物进行治疗，观察救治效果。

【实验要求】

记录颅内压、血压的前后变化。

【注意事项】

1）麻醉剂量要严格按照实验要求，注射时缓慢推注，观察动物呼吸频率和深度。

2）在颅骨钻孔时，速度应缓慢，以避免穿破硬脑膜，破坏大脑皮层。

3）插管时保持垂直方向以确保到位，切忌摇晃。

4）侧脑室埋管和内囊埋管要密封紧密，以免漏液。

5）若记录初期由于漏液造成颅内压为负值时，可注入少量生理盐水纠正至 5~15mmHg。

【思考题】

1）颅内高压如何导致瞳孔变化？

2）在颅内高压情况下，人体的代偿途径是什么？

3）瞳孔受哪些神经和肌肉的支配？

4）何为脑疝？

（李红丽）

实验二　农药中毒动物模型的制备、观察及救治

【实验目的和原理】

农药属有机磷酸酯类化合物，被吸收后迅速分布到全身，与胆碱酯酶结合为较为稳定的磷酸化胆碱酯酶，失去分解乙酰胆碱的能力，使乙酰胆碱在体内大量堆积，从而使机体器官功能紊乱。临床表现为烟碱样症状及毒蕈碱样症状，如瞳孔缩小、流涎、支气管分泌物增多、支气管痉挛等。有机磷农药中毒常见于基层医院，多数为口服中毒，发病急，变化快，死亡率高。通过本实验观察有机磷药物中毒的症状和中毒机制，以及解救的原理和特点。

【器材和药品】

RM6240 型多道生理信号采集处理系统，注射器（1ml、2ml、10ml、50ml），测瞳孔尺，干棉球，开口器，灌胃管，液体石蜡，250ml 烧杯，金属注射针头，心电导联线，大瓷盘，5% 敌百虫溶液，阿托品，解磷定溶液等。

【实验对象】

家兔。

【步骤和项目】

1. 实验前准备　　家兔于实验前 10h 开始禁食，称重后观察以下指标：①动物一般活动情况；②记录每分钟呼吸次数、深度；③测量心电图，记录心率（RM6240 型多道生理信

号采集处理系统）；④用尺测量瞳孔直径；⑤用手触兔背或腹部有否肌震颤；⑥用滤纸轻擦兔嘴角看有否唾液分泌；⑦观察家兔的大、小便情况等。

2. 模型制备　用 5% 敌百虫（按每千克体重 10ml）灌胃（图 2-1）。一般在给药 10～15min 后出现明显中毒症状（如瞳孔缩小、流涎、肌震颤等），模型制备成功，可根据实验情况进行救治（如 20min 后尚未出现中毒症状，可再追加一定剂量）。

3. 救治

方案一：耳缘静脉注射阿托品，首次剂量按每千克体重 1mg，以后每隔 15～20min 后，按每千克体重 0.5mg 注射。

方案二：耳缘静脉注射阿托品，首次剂量按每千克体重 1mg，5min 后给予解磷定（配成 500mg/10ml，用药剂量为每千克体重 1ml，即每千克体重 50mg），以后每隔 15～20min，按每千克体重 0.5mg 注射阿托品。

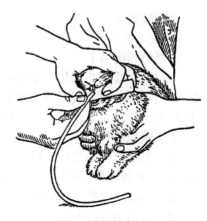

图 2-1　家兔灌胃法

【实验要求】

观察中毒症状的同时记录心电的变化。

【注意事项】

1）灌胃时，将兔子固定好。

2）灌胃前用注射器检查胃管是否通畅，然后用液体石蜡润滑胃管。

3）敌百虫的刺激性大，务必防止外漏。若污染皮肤，请用自来水清洗。

4）插好胃管后检查胃管是否在胃内。

5）敌百虫灌胃后，应随时注意观察，并提前准备阿托品溶液。

6）灌胃后，所用的物品要及时清洗干净，不要用碱性肥皂洗手。

【思考题】

1）思考阿托品、解磷定解救有机磷药物中毒的原理和特点是什么？

2）在有机磷农药中毒解救过程中，为何要反复注射阿托品？

（隋建峰）

实验三　失血性休克动物模型制备、观察、处理及微循环效应监测

【实验目的和原理】

失血性休克在外科休克中很常见，多见于大血管破裂，胃、十二指肠出血，门静脉高压所致的食管、胃底静脉曲张破裂出血等。通常在迅速失血超过全身总血量的 15%～20% 时，即出现休克。主要表现为 CVP 降低、回心血量减少、外周血管收缩、血管阻力增加和心率加快，最终因微循环障碍可造成各组织、器官功能不全和衰竭。休克发生与否取决于失血量和失血速度，本实验通过动脉放血的方法降低血容量，当快速失血量超过总量的 30% 时，引起心输出量减少，动脉血压下降，同时外周血管收缩，组织器官微循环的灌注量急剧减少，微循环障碍，从而复制失血性休克模型。观察在失血性休克时家兔的表现及微循环变化，再通过及时回输血液和补液等进行抢救。

【实验对象】

家兔。

【器材和药品】

RM6240 多道生理信号采集处理系统，BL-2000 医学图像分析系统，动脉插管，恒温灌流盒，兔手术台，输液器，压力换能器，张力换能器，记录线，哺乳动物手术器械 1 套，注射器（1ml、10ml、50ml），25% 氨基甲酸乙酯溶液，生理盐水，微循环灌流液，台氏液，0.3% 肝素等。

【步骤和项目】

1）先将动物称重后，以 25% 氨基甲酸乙酯按照每千克体重 5ml 的剂量，由耳缘静脉注入麻醉。动物麻醉后仰卧固定于手术台上。

2）颈部手术时，先进行颈部备皮，行气管插管、左侧颈总动脉和右侧颈外静脉插管。

3）开启 RM6240 多道生理信号采集处理系统，输入信号，两个压力换能器和导管内充满肝素，1 通道与压力换能器连接记录中心静脉压，2 通道与压力换能器连接记录血压，备用。

4）左侧颈总动脉与 2 通道压力换能器连接记录血压值。

5）右侧颈外静脉与 1 通道压力换能器连接，测量中心静脉压值。不测压时，使导管与输液瓶相通，缓慢输入生理盐水（5～10 滴 /min），保持静脉通畅。

6）三通道与记录线连接，以记录心电图，备用；四通道与张力换能器连接，以记录呼吸，备用。

7）在右侧腹直肌外缘作长 6cm 纵行的中腹部切口，钝性分离肌肉，打开腹腔后，推开大网膜，选一段游离度较大的小肠襻，轻轻从腹腔拉出，放置在微循环恒温灌流盒内，用 38℃ 台氏液恒温灌流。打开 BL-2000 医学图像分析系统，观察家兔小肠系膜的微循环变化。

8）在复制失血性休克模型前，观察动物的各项指标，包括一般情况、血压、呼吸、心率、中心静脉压、肠系膜微循环等，并作记录。

9）用 50ml 注射器与颈总动脉插管三通一侧连接，打开注射器与动脉连接的三通，使血液缓慢从颈总动脉流入注射器内，放血直至血压降到 5.3kPa（40mmHg）时，控制注射器内放出的血量，使血压在低水平上保持稳定。

10）放血过程中，观察注射器中血量的增减，观察失血期间动物各生理指标的改变，包括一般情况、血压、呼吸、心率、中心静脉压、肠系膜微循环改变，并做记录。

11）停止放血，将注射器内血液注入输液瓶内，快速从静脉输入生理盐水、全血回输（50 滴 /min）进行抢救，输血、输液后，观察动物一般情况及各生理指标和微循环是否恢复正常。

【注意事项】

1）动物麻醉时，要注意麻醉的速度和量。

2）动脉导管和注射器在使用前，应充满肝素，防止血液凝固。静脉导管一经插入，应立即缓慢滴注生理盐水。

3）手术过程中，动作要轻，减少出血。

4）牵拉肠襻动作要轻，以免引起创伤性休克。

5）微循环观察时，手术暴露部位易干燥，注意保持标本湿润。

【思考题】

1）失血性休克的主要病理变化及其发生机制是什么？

2）失血性休克的抢救措施及原则是什么？

3）家兔失血性休克时，各项生理指标及肠系膜微循环有何变化？为什么？

（吴　冰）

实验四　右心功能衰竭动物模型的制备、观察及治疗

【实验目的和原理】

在心脏负荷正常的情况下，微循环的血管、血流功能和形态保持生理状态，能够满足机体组织器官的代谢和生命活动需要。心肌病变或心脏负荷过重时，心肌收缩功能减退，回心血量不能被完全排出，中心静脉压明显增高，心输出量减少，以至于不能满足机体代谢的需要。心衰后输出血管管径变小，输入、输出血流速变慢，微循环趋于淤血状态。随着前负荷的增加，右心衰竭程度逐渐加重，静脉回流受阻，静脉系统充盈进一步增加，静脉回流障碍，使体循环静脉系统内大量血液淤积，最后脏器淤血，产生一系列症状和体征。

本实验通过静脉栓塞法，急剧过度增加右心室的前、后负荷，复制家兔急性右心衰竭模型。要求掌握复制家兔急性右心衰竭模型的方法，观察急性右心衰竭时血流动力学的主要变化，并进行心肌力学分析，观察分析结果，加深对心力衰竭病理生理变化的理解。

【实验对象】

家兔。

【器材和药品】

RM6240 型多道生理信号采集处理系统，兔手术台，哺乳动物手术器械，注射器（1ml、10ml、50ml），压力换能器，动脉导管，右心室导管，水检压计、输液装置，听诊器，25%乌拉坦溶液，0.5% 肝素生理盐水，生理盐水，液体石蜡。

【步骤和项目】

1）家兔称重，按每千克体重 5ml 将 25% 氨基甲酸乙酯由家兔耳缘静脉缓慢注入，麻醉后将家兔仰卧固定于兔台上。

2）气管插管时，颈部剪毛，在颈部正中线行一长 4～5cm 切口，逐层分离颈部组织，游离出气管，切开气管（倒 T 型），插入气管插管，并用线固定。

3）动脉插管时，分离左侧颈总动脉，插入已充满肝素生理盐水的动脉导管，将动脉导管连接在充满肝素的压力换能器上，连接 RM6240 多道生理信号采集处理系统，选择动脉血压的调节实验，记录颈动脉血压。

4）静脉插管时，分离右侧颈外静脉和颈外静脉的两个分支（外腭静脉和内腭静脉）。结扎外腭静脉远心端，近心端插入输液导管，结扎固定，以 10 滴 /min 的速度缓慢输液。

5）测量中心静脉压前，用生理盐水灌满水检压计，排净管中的气体，调节水检压计的位置，使检压计 0 点刻度与动物心房处于同一水平面。结扎内腭静脉远心端，近心端插入中心静脉压计的静脉插管，可观察到中心静脉压计中液面在插管过程中逐渐下降，最后当液面不再下降而随呼吸上下波动时，读取此时的液面刻度即中心静脉压，结扎固定静脉插管。若液面无波动，可将静脉插管进退、旋转，变动其位置，直至液面随着呼吸波动为止。

6）测定右心室导管插入与右心室压力时，将右心室导管和压力换能器紧密连接，换能器压力室和整个管路充满肝素生理盐水，排除气泡。结扎右颈外静脉远心端，在结扎线下 0.5cm 处静脉壁上剪一斜口，插入充满肝素生理盐水的右心导管，将静脉壁和心导管先扎一

单结，慢慢插入，注意让右心管前端弯曲朝向家兔身体左前方，保持导管位置，不要使其旋转，边插入边观察压力波形。当压力波形从静脉压力波形变为心室压力波形时，表示导管已插入右心室，将导管和颈外静脉结扎固定。导管插入深度为 6～8cm，若导管已插入较深，而压力波形仍为静脉压力波形时，表示导管已进入腔静脉，可退出一段后重新插入。

将连接右心室导管的压力换能器与 RM6240 型多道生理信号采集处理系统连接，可测定右心室收缩压峰值（RVSP）、右心室舒张末压（RVEDP）、右心室内压正、负变化速率最大值（$+dp/dt_{max}$，$-dp/dt_{max}$），以及心力收缩、舒张等各项参数。

用听诊器听心音和呼吸音，注意吸气末呼吸音是否清晰。

7）右心衰竭模型复制

A．完成手术操作后，让动物安静稳定 5min，调好记录装置，测记各项指标对照值，观察的指标包括：心率（次/min）、心音强度；呼吸频率（次/min）、呼吸幅度、胸背部有无水泡音；动脉血压（mmHg）；中心静脉压（cmH$_2$O）；肝中心静脉压反流试验（以轻推压右肋弓下 3s，中心静脉压上升的 cmH$_2$O 数表示）；同时，同步记录动物心电图变化。

B．用 1ml 注射器抽取经水浴加温至 38℃的液体石蜡 1ml，以每分钟 0.1ml 的速度缓慢注入耳缘静脉，同时密切观察，当血压有明显下降或中心静脉压有明显上升时，即停止注射，观察 5min。如血压和中心静脉压又恢复到原对照水平，可再缓缓注入少量液体石蜡，直至血压有轻度下降（降低 10～20mmHg），或中心静脉压有明显升高为止（一般液体石蜡用量为 0.5～1.0ml，不超过每千克体重 0.5ml），然后记录各项指标。

C．注射栓塞剂后观察 5min，然后以每分钟约每千克体重 5ml 的速度从静脉快速输入生理盐水，也可用 50ml 注射器抽取生理盐水，从静脉输液导管推注。输液过程中观察各项指标变化，输液量按每千克体重增加 25ml 时，即测定各项指标一次，直至动物死亡。

8）动物死亡后，挤压胸壁，观察气管内有无分泌物溢出，注意其性状。剖开胸、腹腔（注意不要损伤脏器和大血管），观察有无胸水、腹水及其量；观察心脏各腔体积，肺脏外观和切面观，肠系膜血管充盈情况，肠壁有无水肿；观察肝脏体积和外观情况。最后剪破腔静脉，让血液流出，注意此时肝脏和心脏体积的变化。

【实验要求】

1）用静脉栓塞法复制家兔急性右心衰竭模型。

2）测量出心率、呼吸频率、动脉血压、中心静脉压、心电图等观察指标。

【注意事项】

1）注入液体石蜡的量是实验成功的关键，注入过少需输入大量液体，注入过量时又会造成动物立即死亡，故一定要缓慢注入，同时仔细观察血压、中心静脉压和心电图的变化。

2）若在实验过程中水检压计液面波动消失，或管中回流入较多血液时，可再给水检压计中充入几毫升生理盐水，但注意在水柱中不能形成气泡。

3）若输液量超过每千克体重 200ml，而各项指标变化仍不显著时，可再补充注入栓塞剂。

【思考题】

急性心力衰竭时，血流动力学将有何改变？为什么？

（李　轩）

实验五　心肌梗死动物模型的制备、观察及处理

【实验目的和原理】

急性心肌梗死（acute myocardial infarction）是由于冠状动脉粥样硬化伴有粥样斑块出血、血栓形成，或冠状动脉痉挛导致管腔急性闭塞、血流中断，局部心肌缺血，坏死。制备心肌梗死动物模型的方法有结扎法、药物法、微珠或气囊堵塞法等，结扎法是公认的制备模型的标准方法。图 2-2 显示了心脏冠状动脉的分布。本实验利用结扎法复制左心室前壁心肌梗死模型。结扎后心肌梗死区局部呈现紫色，膨突，收缩力降低或消失；心电图 S-T 段抬高，Q 波出现和加深，冠状动脉 T 波倒置以及血清中谷草转氨酶、磷酸肌酸激酶升高等。结扎后，闭塞冠状动脉造成了局部心肌缺血，这种缺血的部位和表现与人类发病类似。通过此法复制的动物模型，在研究急性心肌梗死的发展和转归，心源性休克，心律失常，局部心肌代谢、血流、心电变化，心肌微循环和血液流变学的缺血改变等方面有着重要作用。

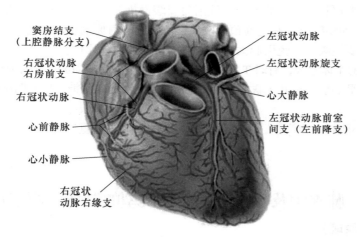

窦房结支
（上腔静脉分支）
右冠状动脉
右房前支
右冠状动脉
心前静脉
心小静脉
右冠状
动脉右缘支
左冠状动脉
左冠状动脉旋支
心大静脉
左冠状动脉前室
间支（左前降支）

图 2-2　心脏冠状动脉分布示意图

本实验目的在于通过实验掌握心肌梗死动物模型的制备方法，观察急性心肌梗死时心电图等一系列的心肌缺血变化。

【实验对象】

家兔。

【器材和药品】

RM6240 型生理信号采集处理系统，兔台，哺乳动物手术器械 1 套，开胸器，注射器（10ml），金属针头若干，缝合针，丝线，25% 氨基甲酸乙酯液。

【步骤和项目】

1. 左冠状动脉缺血模型制作　　将家兔称重，按每千克体重 5ml 剂量，取 25% 氨基甲酸乙酯由耳缘静脉注入麻醉。将家兔仰卧位固定于手术台上，去除胸部兔毛，常规消毒，并气管切开以备用（连接动物呼吸机，调节好各项参数），切开胸部左侧皮肤，切断第 3～5 肋骨，暴露心脏，剪开心包，用 0～4 号丝线结扎左冠状动脉前降支，结扎后观察心电图变化。数分钟后剪开结扎线，对冠状动脉进行再通，再次观察家兔心电图变化。术中用动物人工呼吸机维持呼吸。此模型方法需要气管插管，呼吸机人工呼吸、给氧，操作时间长，损伤大。

2. 房室结缺血模型的制作　在家兔麻醉成功后，固定家兔于手术台上，沿胸骨中线切开皮肤，暴露胸骨，沿胸骨右缘剪断2~4肋软骨，向两侧撑开胸腔。右肺萎缩，可见心包及搏动的心脏。提起心包膜，剪开心包膜前部，用长镊向外拉右心耳，暴露右房空间沟，在距右房室间5mm处，右心室壁上可见一隐约搏动、红色的动脉即右冠状动脉。持小圆针于右缘支远侧处穿0~4号丝线环绕右冠状动脉，迅速将双股丝线从自制细管内穿出留于体外，观察无异常后关胸。

实验后处死动物，取出心脏留置右冠状动脉环绕线，于主动脉右窦插入右冠状动脉一细塑料管，检查环绕线是否结扎右冠状动脉。

【实验要求】

1）复制出心肌梗死动物模型，可分组选用不同的模型制作方法。

2）观察记录有关心电图变化并进行血管再通处理。

【注意事项】

1）麻醉剂量要严格按照实验要求，注射时要缓慢推注，要注意动物的呼吸频率和深度。正常剂量推完后，动物麻醉没有达到预期效果，可腹腔注射原剂量的1/3。

2）手术动作要轻柔，避免引起大出血或气胸，导致动物死亡。

3）由于动物的个体差异，有时T波会融合在ST段中呈现正向波，此时要通过更换导联方式，如改用头胸导联、肢体标Ⅱ导联，务求在正常时描记出正向T波，以及明显的ST段。

【思考题】

心肌缺血和心肌缺血再灌注，哪种情况对愈后的影响更严重？为什么？

（陈　浩，赵红梅）

实验六　肺水肿及呼吸衰竭动物模型的制备、观察及救治

【实验目的和原理】

正常肺毛细血管流体静压平均为0.93kPa（7mmHg）。当大量输液时可使毛细血管中流体静压升高，组织液生成增多。给予肾上腺素等物质可使静脉等血管收缩，静脉压升高也使流体静压增大。当压力大于3.33~4.00kPa（25~30mmHg）时，组织液生成速度大于回流代偿能力，就有可能发生压力性肺水肿。若毛细血管流体静压过高，达到6.67kPa（50mmHg）时，还有可能使毛细血管内皮过度牵拉，导致裂隙增大，从而继发通透性肺水肿。

本实验学习复制实验性肺水肿的方法，了解肺水肿的表现及其发生机制。

【实验对象】

家兔。

【器材和药品】

RM6240生理信号采集处理系统，婴儿秤，天平，计算机及手术器械一套，气管插管，呼吸流量换能器，压力换能器，张力换能器，静脉导管及静脉输液装置，恒温水浴箱，听诊器，烧杯，纱布，棉线，滤纸，兔台，25%氨基甲酸乙酯（乌拉坦），生理盐水，肾上腺素生理盐水（0.1%肾上腺素1ml＋生理盐水9ml）。

【步骤和项目】

1）家兔称重后，以25%氨基甲酸乙酯按每千克体重5ml剂量，由耳缘静脉注入麻醉。

动物麻醉后仰卧固定于手术台上。

2）家兔颈部手术时，剪去颈部兔毛，沿颈部正中切开颈部皮肤，按常规操作，分离气管、一侧颈外静脉和对侧颈总动脉，在下面穿一线，切开气管，插入气管插管并结扎固定，将呼吸流量换能器接电脑，测定呼吸流量。

3）记录呼吸时，剪去剑突周围的兔毛，剑突下 1cm 处穿线，接张力换能器，记录呼吸（1 通道）。

4）行动脉插管，与充满肝素的导管和压力换能器连接，记录血压（2 通道）。

5）静脉导管连接静脉输液装置，排除管道内气体。结扎颈外静脉远心端，在近心端靠近结扎处剪一小口并插入静脉导管，结扎固定。打开静脉输液装置开关，调整速度后输液，缓慢输入生理盐水（5～10 滴 /min）。记录一段正常呼吸，用听诊器听肺的呼吸音。

6）复制肺水肿模型时，输入 37℃生理盐水（输入总量按每千克体重 100ml，输液速度为 180～200 滴 /min），待滴注接近完毕时立即向输液瓶中加入肾上腺素生理盐水（按每千克体重 0.5mg 肾上腺素的剂量），继续输入。

7）密切观察呼吸、血压的变化和气管插管内是否有粉红色泡沫液体流出，并用听诊器听诊肺部有无湿性啰音出现。

8）当肺水肿出现时，夹住气管，处死动物，打开胸腔，用线在气管分叉处结扎以防止肺水肿液流出，在结扎处以上切断气管，小心将心脏及其血管分离（勿损伤肺），把肺取出，用滤纸吸去肺表面水分后称取肺重，计算肺系数，然后肉眼观察肺大体改变，并切开肺，观察切面改变，注意有无泡沫液体流出。肺系数计算公式（正常家兔肺系数为 4～5）：

$$肺系数 = \frac{肺重量（g）}{体重（kg）}$$

【实验要求】

记录肺水肿模型前后的呼吸曲线。

【注意事项】

1）麻醉动物时，注射部位的选取应是从耳缘静脉的远端开始，要注意速度和量。

2）输液时，速度不要太快，以控制在 180～200 滴 /min 为宜。

3）解剖取出肺时，注意勿损伤表面和挤压肺组织，以防止水肿液流出，影响肺系数值。

【思考题】

肺水肿的临床表现及发生机制是什么？

（姚　娟）

实验七　气胸动物模型的制备、观察及处理

【实验目的和原理】

胸膜腔是密闭的潜在性腔隙，左右各一，由紧贴在胸廓内壁的壁层胸膜和覆盖于肺脏表面的脏层胸膜构成。胸膜腔内压力通常低于大气压，称胸内负压。平静呼吸时，胸内负压值随呼吸深度而变化。任何原因造成胸膜破损，空气即进入胸膜腔，形成胸膜腔积气，称为气胸。此时胸膜腔内压力升高，甚至负压变成正压，出现肺脏萎陷，静脉回心血流受阻，引起呼吸、循环功能障碍。

气胸是临床上常见的疾病，根据胸膜腔压力情况，气胸可以分为闭合性气胸、开放性气胸和张力性气胸三类。不同类型的气胸病因和临床表现各异，治疗手段亦存在区别。

本实验目的在于了解气胸发生的机理、胸膜腔负压的意义以及气胸模型的种类，观察气胸对呼吸运动的影响。掌握气胸模型的制备和胸膜腔负压的测定方法。

【实验对象】

家兔。

【器材和药品】

兔手术台，RM6240 多道生理信号采集处理系统，婴儿秤，水压计，压力换能器，三通3个，胸内插管或粗注射针头，橡皮管，哺乳动物手术器械1套，10ml、20ml 注射器各一个，纱布，棉线，生理盐水，25% 氨基甲酸乙酯溶液。

【步骤和项目】

1. 称重并麻醉 动物称重后，以 25% 氨基甲酸乙酯按每千克体重 5ml 由耳缘静脉注入麻醉。动物麻醉后仰卧固定于手术台上。

2. 颈部手术 剪去家兔颈部被毛，沿颈部正中作 5～7cm 切口，逐层钝性分离颈部组织，暴露、分离气管并在其下方穿一根棉线备用，在气管上剪一个倒"T"形切口，插入气管插管并结扎固定。分离左侧颈总动脉进行插管，与压力换能器连接记录血压（一通道）。

3. 记录呼吸 剪去剑突周围的兔毛，于剑突下 1cm 处穿线，接张力换能器，记录呼吸（二通道）。

4. 切口观察 在腹部沿腹白线剪约 2cm 小口，以便观察膈肌，了解肺部的张缩。于右侧胸部腋中线第 4～5 肋间切一小口（穿刺位置），为穿刺胸腔模拟气胸模型做准备。

5. 观察项目

1）穿刺胸腔，观察胸膜腔压力（记录正常胸膜腔内压）。

2）记录其数值，同时观察动物一般情况、嘴唇颜色及呼吸运动情况。

3）记录血压、心率和呼吸频率。

6. 模拟闭合性气胸

1）关闭三通管的水检压计端。

2）另一端推入空气 20ml 到胸膜腔内（使胸膜腔内压接近正压水平）。

3）打开检压计，测量胸膜腔内压。

4）维持 10min，观察各项指标的变化。

7. 模拟张力性气胸

1）再次关闭检压计，持续注入空气。

2）使胸膜腔内压大于正压水平（20～30cmH$_2$O）。

3）维持 10min，观察各项指标变化，取动脉血作血气分析。

8. 气胸的救治

（1）救治时机 ①呼吸停止时；②张力性气胸维持 10min 后。

（2）救治方法 利用胸膜腔插管连接三通管，抽出胸膜腔内的空气，维持胸膜腔内负压。

9. 模拟开放性气胸 剪开右侧胸廓，直接观察纵隔的摆动，然后用纱布密盖胸腔的伤口，10min 后观察记录各项指标变化。

【注意事项】

1）麻醉动物时，注射部位的选取应是从耳缘静脉的远端开始；注射麻醉药物的速度应先快后慢并密切注意动物的呼吸状况。

2）插胸套管时，切口不可过大，动作要迅速，以免空气漏入胸膜腔过多。

3）用穿刺针时不可刺得过猛、过深，穿刺时，观察到负压即可停止穿刺。

4）描记呼吸时，参考理论位置的同时，也要观察呼吸起伏最明显的部位。

【思考题】

1）胸膜腔负压有何意义？气胸模型的种类有哪些？

2）气胸对呼吸运动有什么影响？其机制有哪些？

（杨　艺）

实验八　急性缺氧动物模型的制备、观察及处理

【实验目的和原理】

缺氧（hypoxia）指因组织氧气供应不足或用氧障碍，而导致组织代谢、功能和形态结构发生异常变化的病理过程。根据缺氧发生的原因和血氧变化特点，可将缺氧分为四种类型：乏氧性缺氧、血液性缺氧、循环性缺氧和组织性缺氧。机体对缺氧的耐受性受种属、年龄、机体代谢情况、中枢神经系统兴奋状态、环境温度等因素的影响。凡是能使组织耗氧量减少的因素，都能使机体对缺氧的耐受性增强。本实验通过复制乏氧性缺氧和血液性缺氧动物模型，了解缺氧的分类，观察比较各型缺氧过程对机体呼吸、循环及全身状态的影响以及中枢神经系统兴奋状态及外界温度等因素对缺氧耐受性的影响。

【实验对象】

成年小白鼠。

【器材和药品】

缺氧瓶，一氧化碳发生装置，手术剪，镊子，1ml 和 5ml 注射器，2ml 刻度吸管，抽气机，干燥器，橡皮管，弹簧夹，250ml 烧杯两个，温度计，鼠板，普通天平及砝码，钠石灰，凡士林，甲酸，浓硫酸，2.5% 亚硝酸钠，0.5% 美兰溶液，生理盐水，冰水，温水（40～45℃），1% 咖啡因，25% 氨基甲酸乙酯（乌拉坦）溶液。

【步骤和项目】

1. 乏氧性缺氧模型

1）取一只小白鼠称重，将其置入含 5g 钠石灰的缺氧瓶内。观察并记录动物的一般情况，包括呼吸频率和深度，循环系统状态以及全身状态。

2）密闭瓶口（可在瓶口涂一层凡士林防止漏气），记录时间；然后每 3min 记录动物上述指标，直至动物死亡，记录存活时间。

3）动物尸体留至其他缺氧实验做完后解剖，比较血液和脏器的颜色。

2. 一氧化碳中毒性缺氧模型

1）取小白鼠一只称重，观察并记录动物的一般情况，包括呼吸频率和深度，循环系统状态以及全身状态，然后与 CO 发生装置连接。

2）使用 CO 发生装置时取甲酸 3ml 放于试管内，加入浓硫酸 2ml，塞紧。可用酒精灯

加热，加速 CO 产生，但不可过热至沸腾，以防止 CO 产生过多而致动物迅速死亡。

3）动物死亡后，尸体留至其他缺氧实验做完后解剖，比较血液和脏器的颜色。

3. 亚硝酸盐中毒性缺氧模型

1）取体重相近的两只小白鼠，观察并记录动物的一般状况。

2）向小鼠腹腔内注入 5% 亚硝酸钠 0.3ml，其中一只注药后立即再向腹腔注入 1% 美兰溶液 0.3ml，另一只注药后向腹腔注入生理盐水 0.3ml 作对照。

3）观察并记录动物各项指标，比较两鼠表现和死亡时间。

4）依次解剖 1、2、3 号实验动物，比较其血液和脏器的颜色。

4. 外界环境温度对缺氧耐受性的影响

1）取体重相近的两只小白鼠，分别装入装有钠石灰的缺氧瓶内，密闭瓶口。

2）分别将缺氧瓶置入盛有温水（40～45℃）和冰水（0～4℃）的大烧杯内。

3）观察 2 只小白鼠出现缺氧症状的时间和存活时间。

5. 机体代谢和神经活动状态不同对缺氧耐受性的影响

1）选体重相近的两只小白鼠。

2）取其中一只小白鼠，皮下注射 1% 咖啡因（按每千克体重 0.05ml）后，放入内装钠石灰的缺氧瓶内。10min 后，密闭瓶口，记录时间，观察动物的表现和存活时间。

3）取另一只小白鼠，腹腔注射 25% 乌拉坦（按每千克体重 0.5ml）后，放入内装钠石灰的缺氧瓶内。10min 后，密闭瓶口，记录时间，观察动物的表现和存活时间，并与上步骤中小白鼠的结果做比较。

【注意事项】

1）保证缺氧瓶的密闭性（可用凡士林或水涂在瓶塞周围）。

2）小白鼠腹腔注射应稍靠左下腹，勿损伤肝脏，但也应避免将药液注入膀胱和肠腔。

【思考题】

1）从实验观察的结果，分析不同缺氧动物模型血液氧含量的变化特点有哪些？

2）分析不同处理条件下，小白鼠血液和肝脏颜色差异的原因有哪些？

3）比较分析不同因素对小白鼠缺氧耐受性的影响有哪些？

（姚　娟）

实验九　急性肾性高血压动物模型的制备、观察及治疗

【实验目的和原理】

狭窄肾动脉可造成肾脏缺血，引起肾小球分泌肾素增多。肾素能使血管中血管紧张素原变为血管紧张素 I，后者又经转换酶的作用变为能使血管收缩的血管紧张素 II，加重了全身小动脉的痉挛，血压也快速、持久地升高，形成恒定、持久的高血压。实验采用夹闭一侧肾动脉的方法，制作急性肾性高血压模型，以期了解肾性高血压的机制。

【实验对象】

大鼠。

【器材和药品】

RM6240 型生理信号采集处理系统，手术台，哺乳动物手术器械 1 套，引导电极固定支架，

动脉套管，血压换能器，小金属夹，注射器（10ml），小沙袋，25% 乌拉坦，0.1% 肝素生理盐水。

【步骤和项目】

1）大鼠用 25% 乌拉坦按每千克体重 5ml 剂量腹腔麻醉，仰卧固定于手术台上。

2）沿颈部正中线切开皮肤，分离气管，行气管插管并结扎。分离一侧颈总动脉，进行插管，接压力换能器记录血压。

3）将大鼠俯卧固定于手术台上，于大鼠腰部下方用小沙袋垫高 2～3cm。剪去胸、腰背部的毛发。从第十胸椎到第三腰椎沿正中线切开皮肤，在左侧季肋下 1.5～2cm 和距脊椎1cm 处，用小血管钳分开肌肉层，分离出左侧肾脏，将肾蒂部用小金属夹夹持 4～5h。

4）待血压平稳后，放开肾蒂部的金属夹，大鼠血压在数分钟内逐渐升高至平均值，记录放夹前的血压值和放夹后的血压值。

【实验要求】

记录血压值。

【注意事项】

1）手术中注意防止血管破裂出血。

2）动脉插管内应充满 0.1% 肝素，防止大鼠血液易凝固。

【思考题】

肾性高血压的发生机制是什么？

（陈晓红）

实验十　电解质紊乱动物模型的制备、观察及处理

【实验目的和原理】

机体的电解质分为有机电解质（如蛋白质）和无机电解质（即无机盐）两部分。其中无机盐的主要金属阳离子为 Na^+、K^+、Ca^{2+} 和 Mg^{2+}，主要阴离子为 Cl^- 和 HCO_3^- 等。电解质的平衡是维持人体正常生命活动的基础，当电解质出现紊乱以后会造成人体代谢失衡，从而导致人体出现一系列的疾病。常见的电解质紊乱包括：钠代谢紊乱、钾代谢紊乱、钙代谢紊乱和镁离子代谢异常等。钾离子紊乱是临床上最常见的电解质紊乱之一，其中高钾血症患者具有特征性心电图改变，常因心脏骤停而导致死亡，因此属于临床中非常重要的一项内科急诊。

正常细胞内外钾离子浓度比值是影响细胞静息电位高低的决定因素，正常血清钾离子浓度为 3.6～5.0mmol/L。血钾升高时，心肌细胞内外的 K^+ 浓度差变小，细胞静息电位膜电位减小，兴奋性增加，去极化速度降低。但当静息电位达到 $-60～-55mV$ 时，由于快速 Na^+ 通道的失活，细胞兴奋性反而下降。此外，血钾浓度增高时，细胞膜对 K^+ 的通透性增高，复极化 4 期 K^+ 外流增加而 Na^+ 内流相对缓慢，慢反应自律细胞的 4 期自动去极化减慢，导致心肌自律性降低。再则，细胞外 K^+ 浓度增高抑制了 Ca^{2+} 内流，兴奋 - 收缩耦联受到影响，导致心肌收缩性下降。因此，血钾浓度增高会导致心肌细胞兴奋性先升高后降低，传导性、自律性和收缩性都降低；而心电图的特征性变化主要表现为：由于 3 期 K^+ 外流加速，而表现为 T 波高尖，Q—T 间期缩短；还可由于传导性降低出现 P 波压低、增宽，P—R 间期延长，R 波降低，QRS 波增宽等变化（如图 2-3、图 2-4）。

本实验目的在于通过家兔高血钾症模型的复制，观察高血钾对心脏的毒性作用，了解高

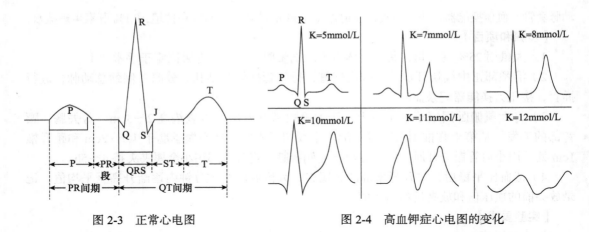

图 2-3　正常心电图　　　　　　　　图 2-4　高血钾症心电图的变化

血钾心电图改变的特征。

【实验对象】

家兔。

【器材和药品】

RM6240 型生理信号采集处理系统，电解质分析仪，离心机，心电导联线，针型电极，注射针头，兔台，哺乳动物手术器械 1 套，动、静脉插管，动脉夹，三通活塞 2 个，抗凝试管，25% 氨基甲酸乙酯（乌拉坦），5%KCl，5%NaHCO$_3$，利多卡因注射液，5% 肝素溶液，生理盐水，注射器（2ml、5ml、10ml），纱布，棉线等。

【步骤和项目】

1. 麻醉、固定与颈部手术　　将动物称重，按每千克体重 5ml 注射 25% 乌拉坦，由耳缘静脉缓慢注射麻醉后，仰卧固定在兔手术台上。颈部剪毛，沿甲状软骨下正中切开皮肤 4～5cm，分离左侧颈总动脉和右侧颈外静脉，将动、静脉插管连接三通活塞后充满 0.1% 肝素，分别行动、静脉插管。颈动脉导管用于取血，颈外静脉导管用于给药。

2. 测血钾浓度　　用抗凝试管通过颈总动脉取血 1ml，2000r/min 离心 5min，取上清。用电解质分析仪测量动物实验前的血浆钾浓度。

3. 心电描记　　将针型电极分别插入四肢踝部皮下。导联线按右前肢（红）、左前肢（黄）、左后肢（蓝）、右后肢（黑）的顺序连接，通过 RM6240 型生理信号采集处理系统描记实验前的心电图波形。

用头胸导联可描记出比普通导联更为高大清晰的心电图波形。方法是将胸导联电极插入胸部皮下，头部导联电极插入下额部皮下，将心电导联方式选择头胸导联位置。这样记录的心电图高大清晰，高血钾的异常心电图波形出现早而清晰。

4. 高钾血症的复制　　通过颈外静脉插管，以每分钟 0.5ml 的速度按每千克体重 1ml 的剂量缓慢推注 5% 氯化钾溶液，观察并记录心电图的变化。间隔 5min 再推注同剂量氯化钾，共推注 3 次。直到出现 P 波低平增宽、QRS 波群压低变宽和高尖 T 波，出现此心电图形后，立即通过动脉插管取血 1ml 作血钾测定，并开始实施抢救。注意：推注过程如出现室扑、室颤，需立即进行抢救。

5. 救治　　出现心律失常后，立即通过颈外静脉插管按每千克体重 5ml 的剂量注入 5% NaHCO$_3$，或 1% 利多卡因（按每千克体重 0.2ml 剂量），并捶击心脏促其恢复。

【实验要求】

1）复制出高钾血症动物模型。

2）观察不同时段心电图的变化，并分析其变化机制。

3）对急性高钾血症进行实验性治疗。

【注意事项】

1）动物麻醉深浅要适度，麻醉过深易抑制呼吸，过浅时动物疼痛则易引起肌肉颤动，对心电图记录造成干扰。

2）注射钾时速度应缓慢、均匀，以免引起心脏骤停。

3）记录心电时，针形电极刺入部位要对称，要刺入皮下而不能插入肌肉。需记录到清晰可辨的心电图后才能开始制备模型。由于动物的个体差异，有时 T 波会融合在 ST 段中，呈现两个正向波。此时要通过更换导联方式，如改用头胸导联、肢体标 Ⅱ 导联或 aVF，务求在正常时描记出正向 T 波，否则很难观察到典型的高尖 T 波。

4）保持动、静脉导管的通畅，确保各种液体能及时、准确地输入。

【思考题】

1）高钾血症时，动物心电图的变化特征是什么？用相关理论加以说明。

2）应用 $NaHCO_3$ 治疗高钾血症的原理是什么？

3）高血钾易导致酸中毒，其机制是什么？

（李　轩）

实验十一　酸碱紊乱动物模型的制备、观察及处理

【实验目的和原理】

人体的组织细胞必须处于适宜的酸碱环境中，才能进行正常的功能活动和代谢活动，正常人动脉血液的 pH 为 7.35～7.45，平均 7.4。体液中的酸物质主要通过体内代谢产生，包括挥发性酸（H_2CO_3）和固定酸（乳酸、磷酸、尿酸等）；体液中的碱物质主要来自食物，如柠檬酸盐、草酸盐等。机体能通过体液的缓冲，肺、组织细胞以及肾来调节酸碱平衡，使其维持在一个稳态范围。而在病理情况下，由于酸碱负荷过度或调节机制障碍导致机体酸碱度稳态受到破坏，称为酸碱平衡紊乱。酸中毒是临床上常见的酸碱平衡紊乱类型，以固定酸增多或 HCO_3^- 丢失引起的 pH 下降称为代谢性酸中毒，以 CO_2 累积浓度过高引起的 pH 下降称为呼吸性酸中毒。酸中毒对机体的影响主要包括对心血管系统和中枢神经系统的毒害作用，在心血管系统主要表现为心律失常、心肌收缩力降低以及血管系统对儿茶酚胺的反应降低导致的血压下降；在中枢神经系统主要表现为中枢神经系统代谢障碍引起的意识障碍、乏力、知觉迟钝或昏迷；此外，呼吸性酸中毒还会引起脑血管扩张以及"CO_2 麻醉"。

本实验目的在于通过制备酸中毒模型，观察酸中毒时各项体征的变化和血液酸碱指标的变化，加深对酸中毒机制的理解。

【实验对象】

家兔。

【器材和药品】

RM6240 多通道生理信号采集处理系统，血气分析仪，心电导联线，针型电极，注射针

头，兔手术操作台，哺乳动物手术器械 1 套，动、静脉插管，动脉夹，三通开关，抗凝试管，25% 氨基甲酸乙酯（乌拉坦），12% NaH_2PO_4，5% $NaHCO_3$，利多卡因注射液，0.1% 肝素溶液，生理盐水，注射器（2ml、5ml、10ml），纱布，棉线等。

【步骤和项目】

1. 麻醉、固定与颈部手术　　将 25% 乌拉坦按每千克体重 5ml 剂量由家兔耳缘静脉缓慢注射麻醉后，将家兔仰卧固定在兔手术台上。颈部剪毛，沿甲状软骨下正中切开皮肤 4～5cm，采用钝性分离皮下组织和颈部肌肉，暴露气管后气管插管。分离左侧颈总动脉和右侧颈外静脉，将动、静脉插管连接三通开关后充满 0.1% 肝素分别进行动、静脉插管。颈动脉导管用于记录血压和取血；颈外静脉导管用于给药。

2. 测定血气指标　　用抗凝试管通过颈总动脉取血 1ml，用血气分析仪测量各项血气和酸碱指标，作为实验前的正常对照值。

3. 记录家兔各项体征

（1）血压　　颈动脉导管通过三通连接压力换能器，通过 RM6240 多通道生理信号采集处理系统记录家兔的血压。

（2）心电图　　将针型电极分别插入家兔四肢踝部皮下。记录线按左前肢（红）、右前肢（绿）、右后肢（黑）的顺序连接电极末端，记录线接至 RM6240 多通道生理信号采集处理系统记录家兔的心电图波形。

（3）呼吸　　用缝合针在家兔剑突处皮下穿一棉线并固定，线的另一端接至张力换能器，通过 RM6240 多通道生理信号采集处理系统记录家兔的呼吸运动变化。

4. 酸中毒模型的制备

（1）呼吸性酸中毒模型制备　　用乳胶管连接延长气管插管，用止血钳不完全夹闭乳胶管（留一细缝即可）5～10min，观察家兔的各项体征变化，待家兔嘴唇颜色变暗后进行取血，测定各项指标。取血后立即解下乳胶管，使家兔恢复正常呼吸。

（2）代谢性酸中毒模型制备　　通过颈外静脉插管，按每千克体重 5ml 的剂量缓慢推注12%NaH_2PO_4 溶液，观察家兔的各项体征变化，10min 后取血测定各项指标。

5. 代谢性酸中毒的救治

根据血气分析获得碱剩余（BE）值，计算救治所需补碱治疗量

BE 绝对值 × 体重（kg）×0.3＝所需补充 $NaHCO_3$ 量（mmol）

其中 0.3 是 HCO_3^- 进入体内分布的间隙，即体重 ×0.3。

1ml 5% $NaHCO_3$＝0.6 mmol $NaHCO_3$，因此，所需补充的 $NaHCO_3$ 量（ml）＝公式计算数据 /0.6。救治后 10min 观察家兔各项体征变化，并取血测定各项指标，与正常、中毒后数据进行比较。

【实验要求】

1）复制出两种酸中毒动物模型。

2）观察两种酸中毒时家兔的体征变化，并通过血气分析指标判断类型。

3）对急性代谢性酸中毒家兔进行实验性治疗。

【注意事项】

1）动物麻醉深浅要适度，麻醉过深易抑制呼吸，过浅时动物疼痛则易引起肌肉颤动，对心电图记录造成干扰。

2）制备呼吸性酸中毒时，不完全夹闭乳胶管所留缝隙不宜太大，否则无法成功制备模型。

3）注射 NaH_2PO_4 溶液时速度应缓慢、均匀，以免引起动物心脏骤停。

4）取血时，应先用注射器将管道中的肝素抽出；取血完毕后再次注入少许 0.1% 肝素溶液，以保持动脉插管管道通畅。

【思考题】

1）如何通过血气分析指标判断两种酸中毒类型？

2）酸中毒对呼吸功能产生什么样的影响？其机制是什么？

（李　轩）

实验十二　实验性胃溃疡动物模型的建立、观察及处理

【实验目的和原理】

胃溃疡是一种多因素疾病，病因复杂，迄今未完全清楚，为综合因素所致。胃溃疡有时有家族史，尤其儿童溃疡患者有家族史者可占 25%～60%。另外 A 型血的人比其他血型的人易患此病；长期饮用酒精或长期服用阿司匹林、皮质类固醇等药物易致此病发生，此外长期吸烟和饮用浓茶似亦有一定关系；精神紧张或忧虑，多愁善感，脑力劳动过多也是本病诱发因素，可能因迷走神经兴奋，胃酸分泌过多而引起；幽门螺杆菌（HP）对胃溃疡发生的作用仍难以解释，因很多 HP 感染者中仅少数发生胃溃疡。然而几乎所有的胃溃疡者合并慢性活动性胃炎。HP 是胃炎发病和蔓延的主要病因，HP 被清除则胃炎消失。本实验建立酒精性胃溃疡模型，并选用药物治疗，从而分析溃疡产生机制及防治作用。

通过本实验学习大鼠胃溃疡模型建立的方法，观察药物对实验性胃溃疡的防治作用。

【实验对象】

大鼠（雌雄不拘，体重 200～250g）。

【器材和药品】

哺乳动物手术器械 1 套，塑料管，切片机，注射器，乙醚，氢氧化铝凝胶（1%），无水乙醇，奥美拉唑，西咪替丁注射液，1% 甲醛溶液，生理盐水，HE 染色液 1 套等。

【步骤和项目】

1. 实验准备　　大鼠分笼饲养，禁食 48h，饮水。

2. 手术　　用乙醚麻醉大鼠，固定于手术板上，自剑突下剪开腹壁，用镊子将胃拉出，用手术线在幽门和十二指肠的交界处做结扎，然后将胃放回原位，缝合。

3. 插胃管　　将一外径 2.5mm，长 10cm 左右的塑料管经口插入胃中。

4. 分组给药　　随机将大鼠分成 5 组，每组 2 只。A 组皮下按每千克体重 250mg 注射西咪替丁注射液；B 组灌喂奥美拉唑；C 组灌喂氢氧化铝凝胶 5ml/ 只；D 组灌生理盐水为阴性对照组；E 组灌生理盐水为阳性对照组。

5. 建立溃疡模型　　除 D 组外，其余各组均于给药后，接着再灌入 1ml 无水乙醇，取出塑料管，将大鼠放入笼内。

6. 解剖　　术后 2h 将全部大鼠用颈椎脱臼法处死。剪开腹壁缝线，结扎贲门，取出胃，沿胃大弯将胃剪开，用自来水冲洗干净内容物后平展于玻璃板上。

【实验要求】

计数用小方格（2mm×2mm）计数板，测定实验组和对照组胃黏膜总面积、溃疡面积

及溃疡数目。计算每只大鼠溃疡面积占胃黏膜总面积百分比，结果计入自行设计的表格中。

【注意事项】

1）术前一定要将大鼠禁食，应将大鼠关在架空的笼中，防其吃粪粒与铺垫物。

2）插入塑料导管时动作一定要轻、柔，避免戳破大鼠食道。

3）术中，为了防止大鼠清醒，可在大鼠鼻旁放少量乙醚棉球进行麻醉。

【思考题】

1）从实验结果分析溃疡病的原因及各种药物对溃疡病的防治作用机制。

2）本实验与自然产生的溃疡病有哪些不同？还有哪些方法可诱发实验动物产生溃疡病？并且更接近于实际情况？

（杨 艺）

实验十三　肝性脑病动物模型的制备、观察及处理

【实验目的和原理】

肝性脑病是严重肝病引起的，以代谢紊乱为基础的中枢神经系统功能失调的综合病症，是继发于严重肝病的神经精神综合征，其主要临床表现是意识障碍、行为失常和昏迷。肝性脑病发病机制较复杂，迄今尚未完全明了，临床有很多学说解释，其中氨代谢紊乱引起的氨中毒是肝性脑病的重要发病机制。该学说认为当肝细胞严重受损时，肝将来自胃肠道的氨合成为尿素的能力减退，使氨未经肝解毒直接进入体循环，导致血氨增高。增多的血氨通过血 - 脑屏障进入脑组织，通过干扰脑能量代谢，使脑内神经递质发生改变及抑制神经细胞膜等作用，进而引起脑功能障碍，患者出现相应症状和体征。实验中对肝脏大部分进行结扎，人为地将肝脏血流阻断，从而导致肝细胞功能急性损伤，并在此基础上经消化道输注复方氯化铵溶液，使血氨水平明显升高，从而出现抽搐、昏迷等类似肝性脑病的临床症状。通过本实验掌握氨中毒复制肝性脑病动物模型的方法及氨在肝性脑病发生机制中的作用。

【实验对象】

家兔。

【器材和药品】

哺乳动物手术器械 1 套，兔手术台，50ml 注射器，细导尿管，棉线，1% 普鲁卡因，复方氯化铵溶液（含 2.5% 氯化铵，1.5% 碳酸氢钠，5% 葡萄糖），生理盐水等。

【实验步骤】

1）取家兔一只，称重后仰卧位固定在兔台上，剪去腹部正中的毛，用 1% 普鲁卡因在上腹正中做局麻。

2）从胸骨剑突下，沿腹正中线作长 8cm 的切口，钝性分离皮下组织，沿腹白线剪开腹壁，打开腹腔，暴露肝脏。术者左手食指和中指在镰状韧带两侧下压肝脏，右手持剪剪断肝与横膈间的镰状韧带，将肝叶上翻，剥离肝胃韧带，完全游离肝叶，探查家兔肝脏叶数。

3）急性肝功能不全动物模型制备——肝大部结扎：将用生理盐水浸湿后的棉线沿肝左外叶、左中叶、右中叶和方形叶之根部围绕一周并结扎，以阻断大部分肝血流，造成家兔急性肝功能不全。待结扎肝叶变成暗褐色后用眼科剪在其上剪一小口，如无明显渗血，说明肝大部结扎成功，否则就要重新结扎。

4）十二指肠插管：沿胃幽门找出十二指肠，用止血钳穿透肠系膜并穿两根线备用。用眼科剪在肠壁上剪一小口，将细导尿管顺远胃端方向插入肠腔约 6cm，作荷包缝合固定，以皮钳对合夹住腹壁切口，关闭腹腔。

5）观察、记录家兔的一般情况、呼吸、角膜反射、四肢肌张力及对刺激的反应。

6）制备肝性脑病动物模型时，每间隔 5min 向十二指肠插管注入复方氯化铵溶液 5ml，仔细观察家兔呼吸、肌张力等指标的变化，当出现全身性抽搐时停止注射。记录出现痉挛的时间和所灌注复方氯化铵溶液的总量，并计算每千克体重的用量（kg/ml）。

7）自耳缘静脉缓慢注入复方谷氨酸钠溶液（按每千克体重 30ml 剂量），观察并记录治疗后家兔症状有无缓解。

8）对照组：另取家兔一只，称重后固定于兔台上，腹部正中切口，打开腹腔，行肝大部结扎及十二指肠插管，术后每隔 5min 向十二指肠内注入 5ml 生理盐水，观察动物有无异常，并与注入复方氯化铵溶液的实验家兔进行比较分析。

【注意事项】

1）剪破镰状韧带以及游离肝脏时动作应准确、轻柔，谨防刺破横膈和损伤肝脏。

2）十二指肠插管要插入一定深度，必须牢固固定，因家兔并未全身麻醉，以防实验中家兔挣扎或剧烈抽搐时插管滑脱，导致复方氯化铵溶液漏入腹腔。

3）动物未做全麻，有时会挣扎，要与氨中毒所引起的强直性痉挛相鉴别。

【思考题】

1）从肠道注入复方氯化铵溶液，为什么可使家兔的血氨升高？

2）灌注复方氯化铵溶液后，家兔的呼吸如何变化？如何解释这些变化？

3）家兔氨中毒后，发生昏迷的机理是什么？

4）给家兔体内注入复方氯化铵溶液后，家兔出现痉挛的机制是什么？

（吴　冰）

实验十四　幽门螺杆菌感染动物模型的建立及检测

【实验目的和原理】

幽门螺杆菌（helicobacter pylori，Hp）是全球人群感染率最高的一种革兰阴性致病菌。Hp 感染与人体胃炎、胃溃疡、胃癌等疾病的发生密切相关，根除 Hp 感染可以降低胃癌的发病率。因此，准确检测 Hp 对防治胃炎、消化性溃疡有重要意义。本实验在建立幽门螺杆菌感染小鼠模型的基础上，采用快速尿素酶测定（RUT）试验、Warthin-Starry 硝酸银染色和荧光定量 PCR 法 3 种手段检测小鼠感染幽门螺杆菌的情况。

通过本次实验学习幽门螺杆菌感染小鼠模型的建立方法，掌握细菌染色——Warthin-Starry 硝酸银染色方法，了解荧光定量 PCR 的检测原理。

【实验对象】

昆明小鼠 40 只（雄性，3 周龄，体重 16～18g）。动物饲养控制条件为清洁级。

【器材和药品】

1. **器材**　　荧光定量 PCR 仪，微需氧袋。

2. **试剂**　　幽门螺杆菌菌株 NCTC 11637，布氏肉汤培养基（Brucella Broth），2% 尿素

水溶液，0.4% 酚红磷酸缓冲液，幽门螺杆菌荧光定量 PCR 试剂盒等。

（1）2% 对苯二酚溶液　　1,4- 对苯二酚（200mg）、醋酸缓冲液（10ml）。

（2）醋酸缓冲液（pH3.6）　　无水醋酸钠（1.64g）、醋酸（2.5ml）、蒸馏水（200ml）。

（3）2% 明胶溶液　　明胶（1g）、醋酸缓冲液（50ml），加温溶解。

（4）1% 硝酸银溶液　　硝酸银（0.5g）、醋酸缓冲液（50ml）。

（5）显色液　　2% 明胶溶液（20ml）、2% 对苯二酚溶液（3.5ml）、1% 硝酸银溶液（1.5ml），显色前混合。

【实验步骤】

1. Hp 的培养　　把幽门螺杆菌 NCTC 11637 接种到布氏肉汤培养基上，迅速放入微需氧袋，35℃，培养 72h。

2. 分组与处理　　采用分组设计，应用随机数字表将 40 只小鼠分成实验组和对照组（各 20 只）。

3. 幽门螺杆菌小鼠模型的建立　　实验组每只小鼠灌喂 Hp 菌液 200μl（含菌 5×10^8 CFU）间隔 2d，共感染 3 次。所有动物灌喂处理前禁食 24h，禁饮水 4h，灌喂后继续禁食、水 4h。对照组灌喂等量布氏肉汤培养基。

4. 解剖　　距末次灌喂菌液 8 周后，脱臼处死小鼠，剖腹采集食道、胃、小肠、结肠和直肠组织，进行后续检测。

【观察项目】

1. 快速尿素酶测定（RUT）试验　　无菌 2% 尿素水溶液，酚红磷酸缓冲液各 3 滴滴于标本上，37℃温育 30min，变红色者为阳性。

2. 病理组织学检查　　组织块用 4% 甲醛固定，制作石蜡切片作 Warthin-Starry 硝酸银染色，W-S 银染操作步骤：

1）切片脱蜡脱水。

2）醋酸盐缓冲液冲洗切片 2 次，1min/ 次。

3）加入 1% 硝酸银水溶液（预热达 60℃）处理切片 60min，在烤箱中进行。

4）显影液中（60℃烤箱）3min，镜下控制，如没达要求继续延长时间，至合适为止。

5）取出切片，用 60℃热水洗切片。

6）醋酸盐缓冲液冲洗切片 2 次，1min/ 次。

7）脱水，透明，封片。

3. 荧光定量 PCR 法检测　　选用幽门螺杆菌 NCTC 11637 特异性的引物和探针进行扩增杂交，操作按试剂盒说明书进行；采用空肠弯曲菌、解尿支原体作为对照菌进行荧光定量 PCR。

【注意事项】

1）配制和使用硝酸银溶液时要格外小心，不要滴洒在地上、桌上及手上等处，氧化为黑色的液点极难去除。

2）荧光定量 PCR 操作时要戴口罩及一次性手套，并尽可能在低温下操作。

3）W-S 银染用的反应液最好新配，用不完可装棕色瓶中，4℃保存，不宜超过 10 天。

【思考题】

简述荧光定量 PCR 的基本原理。

（陈晓红）

第三章
医学形态学基础与应用综合实验

实验一 肺、肝、肾穿刺及冰冻切片活检技术及应用

【实验目的和原理】

活体组织检查是外科病理学常规检查手段，根据诊断、治疗需要，从患者体内经切除、钳取或穿刺取出病变组织，进行病理学检查的技术，简称"活检"。病理学诊断是临床的最后诊断。肺、肝、肾活检大多是在 X 线、B 超或 CT 引导下，用穿刺针经皮穿刺入病变位置，但根据病理检查的不同需要，也可在没有影像学引导的情况下直接穿刺病变脏器，抽取部分组织，迅速置于中性福尔马林溶液后，进行石蜡切片，常规 HE 染色，进行病理诊断。冰冻切片常用于手术过程中判断病变性质及范围，取材后直接冰冻切片、染色、观察。

【实验对象】

家兔。

【器材和药品】

哺乳动物常用手术器械，兔手术台，冰冻切片机，穿刺针，载玻片，25% 氨基甲酸乙酯（乌拉坦），HE 染色的常用试剂（苏木精、伊红、盐酸乙醇、无水乙醇、二甲苯等），中性树胶，试剂瓶，玻片架，显微镜等。

【实验步骤】

1. 麻醉、固定   用 25% 乌拉坦溶液按每千克体重 5ml 的剂量，经家兔耳缘静脉注射进行麻醉，然后将家兔仰卧固定于兔手术台上。

2. 取材

（1）肺组织的取材   选择右肺，在第 4、第 5 肋间，用穿刺针进行穿刺，取标本后，迅速置于中性福尔马林溶液中，送检。

（2）肝组织的取材   在右侧第 8、第 9 肋间，肝脏实质处穿刺获取肝脏标本 10～25mg，取标本后迅速冷冻。

（3）肾组织的取材   将腹部内脏推向一侧，即可探查到肾脏的位置进行穿刺手术，取材后迅速冷冻。

3. 冰冻切片的制作

切片：将组织置入恒温冰冻切片机进行冰冻切片，厚度：5～7μm。

贴片：粘贴在载玻片，风干。

（1）常规 HE 染色   即苏木精 - 伊红染色

1）自来水浸泡 30s，苏木精液染色 1～2min；

2）自来水浸泡洗去苏木精 30s；

3）1% 盐酸乙醇浸泡 15～20s；

4）自来水浸泡 20s；

5）稀氨水浸泡 30s；

6）自来水浸泡 20s；

7）伊红液染色 30～60s；

8）自来水浸泡 30s；

9）80% 乙醇浸泡 20s；

10）90% 乙醇浸泡 30s；

11）95% 乙醇浸泡 1min；

12）无水乙醇 I 浸泡 1min；

13）无水乙醇 II 浸泡 2min；

14）二甲苯 I 浸泡 1min；

15）二甲苯 II 浸泡 2min；

16）二甲苯 III 浸泡 2min；

17）中性树胶封固。

（2）冰冻切片的快速染色方法　　冰冻组织 1～2min，切片 1min，固定 1min，染色 5min。总共在 10min 内完成快速制片过程。

1）切片固定 30s～1min；

2）水洗；

3）苏木素染色 3～5min；

4）分化；

5）于碱水中返蓝 20s；

6）伊红染色 10～20s；

7）脱水，透明，中性树胶封固。

【注意事项】

1）穿刺的位置要准确，取材要迅速。

2）取材后要立即冰冻。

3）苏木精和伊红染色不能过长，染色时要严格按时间节点进行。

（赵红梅）

实验二　口腔脱落上皮细胞的形态学及糖类分布观察

【实验目的和原理】

1. 正常口腔黏膜的组织结构　　口腔黏膜只有上皮和固有层，无黏膜肌层。上皮由未角化的复层扁平上皮构成，仅在硬腭部出现角化。复层扁平上皮由多层细胞组成，因表层细胞是扁平鳞片状，又称复层鳞状上皮。在上皮的垂直切面上，细胞形状不一。紧靠基底膜的一层基底细胞为矮柱状或立方形，为具有增殖分化能力的干细胞。中间是数层多边形或梭形细胞，表层是几层扁平细胞，最表层的细胞已衰老退化，逐渐脱落。基底细胞分裂、增殖，新生细胞不断向上推移，以此补充表层脱落的细胞。固有层结缔组织突向上皮形成乳头，其内富有毛细血管，故黏膜呈红色。乳头及上皮内有许多感觉神经末梢。在口腔底部的上皮菲薄，通透性高，有利于某些化学物质的吸收，如治疗心绞痛的硝酸甘油。固有层中尚有小唾液腺。固有层下连骨骼肌（于唇、颊等处）或骨膜（于硬腭）。

2. 检测口腔脱落细胞的目的　　人体细胞是由各种化学成分组成的，如糖类、脂类、蛋白质、酶类和核酸等，这些成分均可与试剂发生化学、物理反应而形成有色的终产物。因此可以在显微镜下对其进行定位、定量观察。人体每种细胞含糖量不同，学生可以自己动手观察细胞内存在的糖类物质。口腔脱落上皮细胞是易得的材料，操作起来比较方便，对人体几乎没有伤害。各种脱落的细胞是临床检查的常用材料。

3. 过碘酸希夫反应（periodic acid schiff reaction，PAS 反应）检测糖类的原理　　高碘酸是一种强氧化剂。许多多糖残基中含有的二醇基（CHOH—CHOH）可被高碘酸氧化为二醛基（CHO—CHO）。二醛基能与 Schiff 试剂发生反应，与 Schiff 试剂中原来无色的品红生成紫红色不溶性复合物，从而显示出细胞内的含糖物质及存在部位。含糖量的多少与红色的深浅度有关，量少则淡红，量多则深红，成正比关系。这个反应对于二醇基有特异性。糖原和多糖等富含二醇基，故 PAS 反应呈阳性反应。

【实验对象】
学生本人。

【器材和药品】

1. 物品　　显微镜，染色缸，口杯，牙签，载玻片，盖玻片，滤纸，吸水纸，剪刀，棕色滴瓶，染色缸等。

2. 试剂

（1）1mol/L 盐酸　　浓盐酸 8.5ml 定容至 100ml。

（2）Schiff 液　　称取碱性品红 1g 加入到 100ml 煮沸的蒸馏水中，时时搅拌，继续煮 5min，使之充分溶解，但勿使其沸腾；然后冷却到 50～60℃时用滤纸过滤；再加入 1mol/L 盐酸 20ml，冷却至 25℃时，加入 2g 偏重亚硫酸钠（$NaHSO_3$），摇荡后塞紧玻璃塞，在室温避光处静置 12～24h，使其颜色退至淡黄色；然后加入 1g 活性炭，用力摇荡 1min 后过滤。此时的滤液应为无色液体，然后将瓶口封紧，储存于 4℃冰箱备用。使用前升至室温，注意随时盖紧瓶口，不要过长时间暴露在空气中，并用黑纸或暗盒避光，以避免使之氧化变成红色；若溶液变成红色则为失效，失去染色能力。

（3）1% 高碘酸水溶液　　1g 过碘酸溶解于 100ml 蒸馏水中。

（4）95% 乙醇

（5）甘油 /PBS 封片剂　　0.01mol/L PBS：甘油＝1：9（V/V）。

【实验步骤】

1）漱口，用牙签轻刮口腔两颊部，将刮涂物均匀涂在载玻片上，晾干。

2）将 95% 乙醇滴在载玻片上固定细胞 10min。

3）用蒸馏水背面冲洗载片。

4）将载片浸入 1% 高碘酸水溶液中 10～15min。

5）用蒸馏水背面冲洗载片。

6）将载片置于 Schiff 液中 30min。

7）自来水背面冲洗载片数次，约 5min，晾干。

8）用甘油 /PBS 封片剂封片后，显微镜观察。

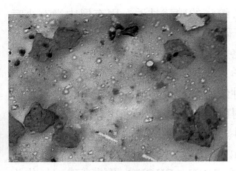

图 3-1　口腔黏膜脱落细胞

【实验观察】

显微镜下观察反应物呈红色颗粒状，或均质或团块状，分布于细胞质中。一般单糖易溶于水，在固定、脱水和包埋等组织化学操作过程中被溶掉，故一般组织标本上所能显示的糖类主要是多糖，包括糖原、黏多糖、黏蛋白、糖蛋白和糖脂等。

要确定此红色物质是否为糖原还需要同时进行对照实验。糖原可被唾液淀粉酶水解，先用唾液淀粉酶作用于细胞后再进行 PAS 反应染色，若反应为阴性，则表明是糖原；反之则为其他多糖（图 3-1）。

【实验要求】

观察细胞形态和糖类的分布。

【注意事项】

1）细胞涂片必须充分干燥，如未干透，细胞尚未牢固附在玻片上，染色过程中易脱落。

2）细胞涂片制好后最好立即固定染色，以免细胞溶解和发生退行性变。

3）冲洗时应用水背面进行，避免直接冲洗将细胞冲脱落。

4）Schiff 液必须是新鲜的，如果溶液变成红色则为失效。

【思考题】

蛋白质、糖、脂肪和核酸等大分子物质构成人体细胞的主要成分。糖类参与组成了细胞的哪些结构？具备什么功能呢？人体细胞缺乏糖的成分，会出现哪些异常？细胞内糖的合成和分解需要哪些酶？

（王亚云）

实验三　急性心力衰竭对心肌组织形态学的影响

【实验目的和原理】

正常情况下，人的肺循环血压远低于体循环。当肺循环内的血液循环受阻时，可致肺动脉血压升高，严重者可导致右心衰竭。常见肺动脉高压的原因包括：①肺动脉栓塞，如反复发作的肺动脉支栓塞、结节性动脉炎等。②肺组织减少和相应的肺血管减少，如肺叶切除、肺纤维化、慢性阻塞性肺气肿等。③容量性高血压，如室间隔缺损、动脉导管未闭。④其他原因如左心衰、药物性肺动脉高压等。慢性肺动脉高压可致右心室肥大，右心室壁增厚伴心室扩大，以及心脏左转呈横位，心尖钝圆（主要由右心室构成）；而急性肺动脉高压可导致右心室的急性衰竭，右心室腔扩大，同时上下腔静脉回流受阻，导致肝、脾大，出现腹水、胸水等症状，严重的甚至直接导致死亡。

在本实验中，由耳缘静脉缓慢注入栓塞剂，经静脉回流至肺脏，栓塞在肺循环内，引起肺动脉高压，即右心室后负荷增加；再输入大量生理盐水，使回心血量大大增加，则在右心室后负荷增加的基础上，又增加了前负荷，右心负荷过重导致急性右心衰竭。通过本实验理解急、慢性右心衰竭常见原因，学习急性右心衰竭模型的制作，理解其发生机制，观察急性右心衰症状及病理改变。

【实验对象】

成年家兔 1 只（体重 2.5kg 以上）。

【器材和药品】

兔手术台、哺乳动物类手术器械、中心静脉压测定装置、呼吸描记装置各 1 套，二道生理记录仪与电刺激器，心室插管 1 根，听诊器 1 个，各种规格注射器各 1 个（1ml、2ml、5ml、20ml），输液瓶，胶管，螺旋夹，20% 乌拉坦，生理盐水，液体石蜡，0.5% 肝素生理盐水。

【实验步骤】

1. 装置准备 二道生理记录仪参数设定如下：血压：灵敏度 6～12kPa/cm；走纸速度：1mm/s，基线为零；呼吸：灵敏度 2mV/cm，时间常数：DC，滤波：30Hz，基线：中线。

2. 麻醉及手术准备 将家兔称重，按每千克体重 5ml 剂量从耳缘静脉注入 20% 乌拉坦，麻醉后将家兔仰卧位固定于兔手术台上。

3. 总动脉插管与气管插管 剪去颈部兔毛，作正中切口，钝性分离颈部组织至气管，作左侧颈总动脉插管（连接血压换能器）与气管插管（连接呼吸换能装置）。

4. 右心室插管 经右侧颈外静脉插入插管至右心室（7～10cm），先使插管与输液瓶相通，缓慢输液，保持静脉插管通畅。插管的同时开动多导生理记录仪描记右心室的压力曲线以观察是否已插入右心室。

5. 观察记录下述各项生理指标 心率、心音强度、肺部听诊（有无异常呼吸音）、动脉血压、右心室内压（包括收缩与舒张期压力）。

6. 制作急性肺动脉高压模型 用 2ml 注射器吸取液体石蜡，按每千克体重 0.5ml 剂量由耳缘静脉缓慢注射实验药品，密切观察右心室内压及血压变化。如前者升高或后者下降则终止注射。

7. 重复测量上述各项指标 注意与步骤 5 记录的数据作对比。

8. 快速输液致右心衰竭 待血压、呼吸稳定后，以 60 滴 /min 的速度输入生理盐水，直至血压降到 8kPa 以下。

9. 重复测量上述各项指标 注意与步骤 5、步骤 7 中记录的数据作对比。

【观察项目】

1. 大体观察 动物死亡后，剖开胸、腹腔（勿损伤脏器与大血管），观察、记录以下指标：①有无胸水、腹水及量的多少；②观察肠系膜血管充盈与脏器水肿情况；③测量肝脏、脾脏的重量。

2. 组织学观察 取出心脏，观察右心室形态、体积的改变情况，可见右心室腔显著扩大，心壁变薄。迅速剪取右心室壁组织，置入 4% 多聚甲醛中固定 48h，然后按常规步骤行石蜡包埋、切片及 HE 染色，在显微镜下观察右心室的病理改变。

显微镜下可见右心壁厚度变薄，心肌细胞显著肿胀，细胞之间的连接变得松散、排列紊乱，部分细胞有断裂，细胞间质可见充血、水肿，有少量炎性细胞（图 3-2）。

【注意事项】

1）液体石蜡注入速度要慢，否则易引起家兔发生急性肺栓塞而迅速死亡。

2）急性右心衰竭模型的制作时，要控制好生理盐水的输入速度，防止动物快速死亡。

【思考题】

1）本实验制作的右心衰竭模型的家兔可出现哪几型缺氧表现？其机制是什么？

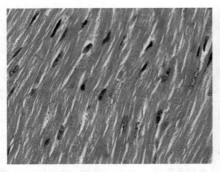 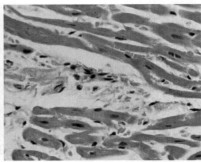

图 3-2　正常心肌（左）及急性右心衰的心肌组织（右）

2）右心衰竭时，肝、脾肿大的机理是什么？

3）心肌细胞的肿胀受损对心肌功能的影响如何？其基本组织结构基础怎样？

（刘运来）

实验四　应激性胃溃疡的胃黏膜上皮组织学观察

【实验目的和原理】

1. 正常胃黏膜的组织结构　　胃黏膜表面有许多浅沟，将黏膜分成许多直径 2～6mm 的胃小区。黏膜表面还遍布约 350 万个不规则形的小孔，称胃小凹。每个胃小凹底部与 3～5 条腺体通连。黏膜由上皮、固有层和黏膜肌层组成（图 3-3）。

（1）上皮　　为单层柱状，主要由表面黏液细胞组成。该细胞分泌含高浓度碳酸氢根的不可溶性黏液，覆盖于上皮表面，有重要保护作用。表面黏液细胞不断脱落，由胃小凹底部的干细胞增殖补充，3～5 天更新一次。

（2）固有层　　内有紧密排列的大量管状胃腺，分为胃底腺、贲门腺和幽门腺，主要由胃底腺构成，胃底腺呈分支管状，由主细胞、壁细胞、颈黏液细胞、干细胞和内分泌细胞组成（图 3-4）。

1）主细胞数量最多，主要分布于腺的下半部，分泌胃蛋白酶原。

2）壁细胞在腺的上半部较多，分泌盐酸（也称胃酸），能激活胃蛋白酶原，使之转变为

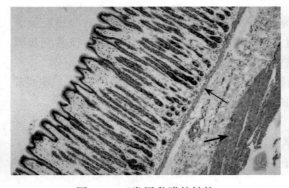 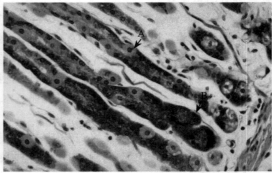

图 3-3　正常胃黏膜的结构　　　　　　　图 3-4　正常胃底腺的结构

A. 壁细胞；B. 主细胞

胃蛋白酶，为其活性提供所需的酸性环境，并且还有杀菌作用。壁细胞还分泌内因子。

3）颈黏液细胞较少，位于胃底腺顶部，常呈楔形夹在其他细胞之间，其分泌物为可溶性的酸性黏液。

4）干细胞存在于从胃底腺顶部至胃小凹深部一带区域中，普通标本中不易辨认，可分化为表面黏液细胞和其他胃底腺细胞。主细胞和壁细胞寿命约 200 天，颈黏液细胞为一周。

5）内分泌细胞主要为 ECL 细胞和 D 细胞。ECL 细胞分泌的组胺主要作用于邻近壁细胞，强烈促进其泌酸。D 细胞分泌的生长抑素既可直接抑制壁细胞的功能，又可通过抑制 ECL 细胞而间接作用于壁细胞。幽门腺中还有很多 G 细胞，产生胃泌素，可刺激壁细胞分泌盐酸。三种腺体的分泌物混合统称为胃液。成人每日分泌量为 1.5～2.5L，pH 为 0.9～1.5。

2. 胃黏膜的自我保护机制　　胃液含高浓度盐酸，腐蚀力极强，胃蛋白酶能分解蛋白质，而胃黏膜却像陶瓷般耐腐蚀、不受破坏，这主要由于其表面存在黏液——碳酸氢盐屏障。胃上皮表面覆盖的黏液层厚 0.25～0.5mm，主要由不可溶性黏液凝胶构成，并含大量 HCO_3^-。黏液层将上皮与胃蛋白酶隔离，而高浓度 HCO_3^- 使局部 pH 为 7，既抑制了酶的活性，又可中和渗入的 H^+，形成 H_2CO_3，后者被胃上皮细胞的碳酸酐酶迅速分解为 H_2O 和 CO_2。此外，胃上皮细胞的快速更新也使胃能及时修复损伤。正常时，胃酸的分泌量和黏液——碳酸氢盐屏障保持平衡；一旦胃酸分泌过多或黏液产生减少，屏障受到破坏，都会导致胃组织的自我消化，形成胃溃疡。

3. 胃溃疡的发生机理　　消化性溃疡一般指胃溃疡和十二指肠溃疡，是一种世界性的常见病，约 10% 的人群在一生中曾患过这种疾病，其发病与多种因素有关。消化性溃疡分为急性和慢性。急性消化性溃疡是机体在严重创伤、烧伤、休克、感染、内脏功能严重受损以及应激等多种危重情况下发生的，以胃和十二指肠黏膜糜烂、溃疡、出血为主要特征的急性应激性病变。其他因素如过量服用阿司匹林、酗酒、长期抽烟以及某些慢性疾病均易引起胃和十二指肠溃疡。消化性溃疡的发病基础是胃酸、胃蛋白酶分泌过多，或黏膜抵御能力减弱，或两者兼有，从而使胃酸、胃蛋白酶的侵蚀作用与胃十二指肠黏膜对这种侵蚀作用的防御能力之间失去平衡。此外还有两个假设，一是胃滞留假设，另一个是胃窦幽门 - 胃泌素假设。胃滞留假设认为，胃溃疡的病因是由于幽门发生功能性或器质性梗阻，致胃窦扩张滞留，刺激胃泌素分泌，引起胃酸分泌过多的结果。胃窦幽门 - 胃泌素假设则认为胃窦幽门有运动障碍，致胆汁返流入胃，引起胃炎，在这个基础上发生溃疡。近年来，有人认为幽门螺旋杆菌 B 型胃窦胃炎的主要病因是消化性溃疡发病、病变活动、顽固不愈和复发的主要因素。

4. 实验性胃溃疡模型　　根据人体胃溃疡的发病机理，在动物实验中相应设计了许多试验性胃溃疡模型，如水浸应激性胃溃疡模型、幽门结扎致大鼠胃溃疡模型、阿司匹林或吲哚美辛引起大鼠胃溃疡模型、乙醇致大鼠胃溃疡模型、乙酸烧灼型慢性胃溃疡模型等。但所用的方法不同，引起的溃疡病变也各有特点。

5. 应激性胃溃疡模型的原理　　给予各种强烈的伤害性刺激（如强迫制动、饥饿、寒冷等），动物受到应激刺激后，交感神经系统兴奋性升高，血管收缩，黏膜缺血缺氧，抵抗力下降（图3-5）。副交感神经 - 垂体 - 肾上腺系统兴奋性升高，胃酸、胃蛋白酶和胃泌素分泌增加，引起应激性溃疡。如把动物浸入冷水或放在应激箱中不断地遭受电刺激，使之剧烈不安，一昼夜即能引起胃黏膜出血及溃疡（图3-6）。这种方法简单，成功率达99%以上。

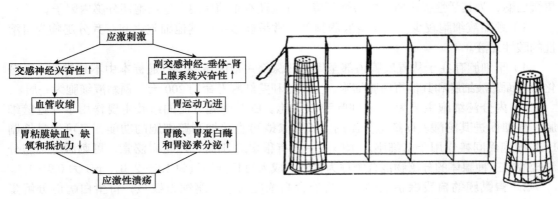

图 3-5　正常应激性胃溃疡发生的原理　　　　　　图 3-6　正常应激束缚笼

【实验对象】

成年 Wistar 大鼠，雌雄不限。

【器材和药品】

大鼠固定钢板和束缚笼，恒温水浴锅，4% 甲醛或其他固定液，制作石蜡切片或冰冻切片的全套器具，HE 染色所需的全套试剂，抑制胃酸分泌的雷尼替丁或西咪替丁。

【步骤和项目】

1）动物禁食（不禁水）24h。

2）将动物固定于束缚笼或固定器中。

3）将动物垂直浸于 18～20℃的恒温水浴锅中，水面浸至剑突水平。

4）分别于水浸泡 3h、7h 和 24h 后将动物取出。

5）断头处死动物或麻醉动物，立即开腹检查，观察胃内发生胃溃疡的情况。

6）将胃壁组织进行固定，制作成冰冻切片或石蜡切片。

7）HE 染色观察胃黏膜的结构变化。

8）药物一般在应激前 30～60min 给予。雷尼替丁按每千克体重 0.135g 给予；西咪替丁按每千克体重 1.0g 给予。

【实验观察】

1. 观察溃疡发生情况

1）水浸 3h，胃黏膜即发生损伤；

2）水浸 7～8h，胃黏膜可出现多发性、出血性糜烂小点；

3）水浸 20h 以上，胃黏膜病变相当严重，但溃疡不超过黏膜肌层，以胃体和胃窦为重。

应激性溃疡在胃体和胃窦部沿血管走行分布，表面覆盖有凝血块，去除凝血后可见深褐色条索状溃疡。

2. 计算溃疡指数

（1）长度（宽度、点数）

1）溃疡的长径大于 1mm 者，直接测量其长度，每 1mm 为 1 分；

2）宽度大于 1mm，则计分加倍；

3）长度和宽度都小于 1mm，按溃疡点数计，每点计 0.5 分。

将每只动物的累计总分作为该动物的溃疡指数。

（2）记分

1）点状淤血为 1 分；

2）线状淤血、长度小于 1mm 为 2 分；

3）淤血长度 1～2mm 为 3 分；

4）淤血长度 3～4mm 为 4 分；

5）淤血长度大于 5mm 为 5 分。

将全胃分数的总和作为该大鼠的溃疡指数。

3. 根据溃疡指数推算

$$溃疡抑制百分率 = \frac{模型组溃疡指数 - 给药组溃疡指数}{模型组溃疡指数} \times 100\%$$

$$溃疡发生百分率 = \frac{发生溃疡的动物数}{实验动物数} \times 100\%$$

4. 观察　　观察胃壁切片，胃黏膜形态学结构的变化。

【注意事项】

1）水温应保持恒定。

2）应激束缚笼的大小应与动物匹配，松紧度合适。

3）动物禁食期间，如自食粪便会影响实验结果。

4）一般雌性大鼠更易引起应激性溃疡。

【思考题】

1）水浸为什么能引起胃黏膜形态学改变？

2）在日常生活中应怎样预防发生胃溃疡？

（李成仁）

实验五　肝细胞形态学观察及急性肝中毒对肝糖原分布的影响

【实验目的和原理】

肝细胞损伤引起的肝功能障碍性疾病在临床比较多见，如病毒性肝炎、重症消耗性疾病及药物中毒等。四氯化碳（CCl_4）作为肝毒剂已被公认，本实验旨在观察 CCl_4 造成大鼠急性肝损伤后，肝细胞功能改变的相应组织形态变化。

1. 正常肝组织的结构特征　　肝小叶是肝的基本结构单位，呈多角棱柱体，长约 2mm，宽约 1mm，成人肝脏有 50 万～100 万个肝小叶，中央有一条沿其长轴走行的中央静脉，周围是呈放射状排列的肝细胞索和肝血窦。高倍镜下肝细胞单行排列形成迷路样结构，HE 染色下胞质强嗜酸性，核大而圆，可见双核。

2. 肝组织中糖原分布及其意义　　肝脏是人体最大的消化腺体，具有极其复杂多样的生物转化功能，是机体糖原贮存、动员的重要组织。PAS 染色法是显示多糖、黏多糖及黏蛋白的有效方式，其化学基础是利用过碘酸的氧化作用，打开糖原结构中碳链形成醛基，生成的醛基与 Schiff 试剂中的无色品红反应形成紫红色化合物，通过肝糖原的分布状态能够反映肝细胞的损伤程度。通常正常肝细胞染色后细胞呈较深紫红色着色（图3-7），且进食后加深，表明糖原增多。肝组织受损早期或糖原耗竭（饥饿）时，肝组织糖原染色变浅呈粉红色或深浅不均，高倍镜下肝细胞中糖原染色较少或消失（图3-8）。

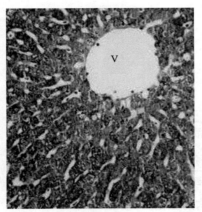
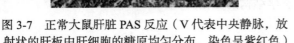

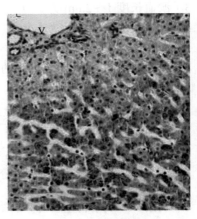

图3-7　正常大鼠肝脏 PAS 反应（V 代表中央静脉，放射状的肝板中肝细胞的糖原均匀分布，染色呈紫红色）　　图3-8　受损早期的肝组织或糖原耗竭肝组织（肝糖原染色变浅，呈粉红色或无糖原分布）

【实验对象】

成年 Wistar 大鼠，雌雄不限。

【器材和药品】

剪刀，尖头眼科手术镊2把，弯头和直头小剪刀各1把，载玻片，盖玻片，石蜡切片机，Olympus 电光源显微镜，四氯化碳，1% 戊巴比妥钠，希夫试剂，梯度乙醇，二甲苯，Carnoy 液，磷酸盐缓冲液，中性树胶等。

【步骤和项目】

1）建立 CC_4 所致大鼠急性肝损伤模型时，SD 大鼠，随机分成正常对照组、10%CCl_4 腹腔注射组，除正常对照组外，模型各组均给予 CCl_4 花生油溶液，按每千克体重 2ml 给予，每隔2天（第1、4、7、10天）腹腔注射1次，连续4次。正常对照组给予等体积生理盐水。末次给 CCl_4 24h 后，麻醉处死大鼠。

2）取1～2mm 厚的肝组织块，用 Carnoy 液 4℃固定 4～6h。

3）乙醇脱水，二甲苯透明，石蜡包埋，切片。

4）用 70% 乙醇展片。

5）脱蜡时，二甲苯（1）5min→二甲苯（2）5min→100% 乙醇 5min→含 1% 火棉胶的乙醇液 1min→70% 乙醇 1min。

6）直接浸入过碘酸乙醇液反应 5～15min，经 70% 乙醇浸洗片刻。

7）浸入 Schiff 乙醇液反应 15min。

8）亚硫酸水洗三次，以洗去多余的非特异性结合的色素，以及扩散的染料。

9）流水冲洗 3～5min。

10）蒸馏水洗后，浸入 Ehrlich 苏木精复染 20～30s，使细胞核着色。

11）脱水时，95% 乙醇浸洗 3min，两次→100% 乙醇浸洗 3min，两次→二甲苯透明 10min，两次。

12）加盖片镜检或树胶封固后镜检。

【实验要求】

学生观察肝损伤组和对照组动物肝组织糖原分布状态，比较肝组织形态结构，肝细胞染色差异，并且要求绘图，完成实验报告。

【注意事项】

1）希夫试剂染色过程中注意避光。

2）避免人员四氯化碳中毒。

【思考题】

1）描述 PAS 反应的镜下所见结构。

2）试分析并推导出肝细胞损害后其功能的变化有哪些？

（田衍平）

实验六　急性肾缺血对肾脏组织细胞形态学的影响

【实验目的和原理】

急性肾缺血是创伤、休克、败血症、产后大出血及肾移植等手术后的常见并发症，是急性肾衰竭的直接原因。肾缺血再灌注过程中产生大量自由基，损伤肾小球、肾小管的结构和功能，导致细胞损伤及死亡，缺血程度不同导致的后果也不同。本实验用大鼠急性肾缺血作为模型，观察肾小球、肾小管上皮细胞结构改变情况，并对有关细胞死亡问题进行探讨。

1. 正常肾脏组织结构　　肾表面由致密结缔组织构成的被膜覆盖。肾实质（冠状剖面）分为皮质（色浅）和髓质（颜色深）。皮质靠近被膜，髓质位于深面，由十几个肾锥体组成。锥体尖端钝圆，突入肾小盏，与肾大盏、肾盂和输尿管连接（图3-9）。

2. 肾单位（nephron）的组织结构特征　　肾单位是肾脏结构和功能的基本单位，包括肾小体和肾小管（图3-10）。肾小体呈球形，位于肾皮质和肾柱内，分尿极和血管极，由动脉性毛细血管球（肾小球）和包在其外面的肾小囊构成，是分泌尿液的部分。肾小囊为内外两层组成的双层囊，是单层扁平上皮，两层上皮之间存在一狭窄的腔隙称为肾小囊腔。肾小管（nephric tubule）起于肾小囊，依次分为近端小管、细段和远端小管。近端小管和远端小

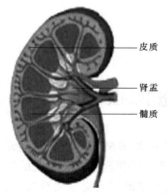

图 3-9　肾组织结构

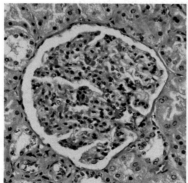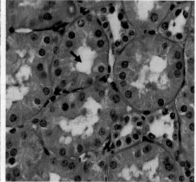

图 3-10　肾单位 HE 染色结构（左图为肾小球，右图为肾小管，↑所示为近端小管）

管又都分为曲部和直部。近端小管上皮为立方形或锥形，细胞分界不清，胞体较大，胞质嗜酸性，核圆，位于基底部。上皮细胞腔面不规则可见有刷状缘。远端小管腔大而规则，上皮细胞呈立方形，核位于中央或靠近管腔，胞质染色较近端小管浅，无刷状缘。

【实验对象】

成年 Wistar 大鼠，雌雄不限。

【器材和药品】

显微镜，注射器1只，动脉夹，剪刀，尖头眼科手术镊2把，弯头和直头小剪刀各1把，丝线，染色缸，载玻片，盖玻片，2%戊巴比妥钠，生理盐水，4%多聚甲醛固定液，氯仿，无水乙醇，HE染色液，二甲苯，水溶性封片剂。

【步骤和项目】

1. 肾缺血模型制备　　大鼠用2%的戊巴比妥按每千克体重0.2ml剂量进行麻醉，腹部皮肤消毒后，正中皮肤行"V"形切口，逐层切开皮肤及皮下组织，推开肠道其他脏器，分离并暴露腹后壁处肾及肾蒂（肾动静脉）。采用微型动脉夹夹闭鼠一侧肾蒂，缺血45min，松开血管夹恢复血流再灌注60min后取材。

2. 组织固定、HE染色　　取出正常侧与缺血侧肾组织，分别用4%多聚甲醛浸泡固定6h，20%蔗糖脱水，冰冻切片，片厚30μm，裱于载玻片上。染色按常规HE染色步骤实施，封片，显微镜下观察。

【实验观察】

大鼠肾血流被阻断45min后恢复再灌注1h，肉眼可见单纯缺血灌注的肾肿大，皮质较苍白、肿胀，肾髓质呈暗红色，充血明显。光镜下可见近端、远端肾小管上皮细胞出现混浊肿胀，细胞边界不清，管腔变窄，腔内可见蛋白管型及脱落上皮细胞间质充血、水肿，炎性细胞浸润。肾小球变化不甚明显，肾间质出现不同程度的充血、细胞肿胀。

【注意事项】

1）取肾组织包埋时，需要切开后修成小块组织，增加固定效果。

2）肾组织染色时间、染色效果需镜下及时调整，避免染色过深影响观察。

【思考题】

1）急性肾脏缺血肾单位细胞的改变将带来哪些后果？为什么？

2）急性肾缺血后尿液将发生什么改变？为什么？

3）肾移植后最易发生哪些后遗症？为什么？

（蔡其燕）

实验七　急性脑缺血对海马神经元形态学的影响

【实验目的和原理】

缺血性脑血管疾病（ICVD）发病率有逐年增高趋势，死亡率可达56.6%～80%，神经元对缺血缺氧极其敏感；缺血性脑病发生后动物即使存活，也留有严重的神经元受损引发的后遗症，表现出相应的症状。通过建立合适的脑缺血再灌注动物模型来模拟人类脑血管疾病，是深入研究神经细胞病变发生、发展和预后的基础，也是当前神经科学的热门课题之一。

本实验采用双侧颈总动脉阻断再灌注模型（BCCO），通过神经元Nissl染色法观察缺血再灌注损伤发生后，脑皮质、海马中神经元的损伤程度。

　　正常脑内 Nissl 染色神经元细胞的形态特征：低倍镜下可见染为蓝色的神经元，呈椭圆形、三角形或多边形；高倍镜观察胞质中充满丰富蓝色颗粒，胞核区浅染，突起清晰可见（图 3-11）。脑内海马 CA3 区、CA1 区及齿状回分别见大量染为蓝色、致密的、排列整齐的细胞，即锥体细胞及颗粒细胞。高倍镜下门区可见中等大小的神经元，其余背底几乎无着色。

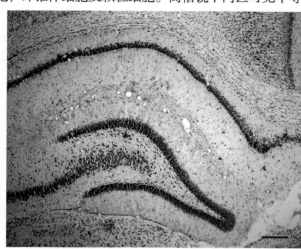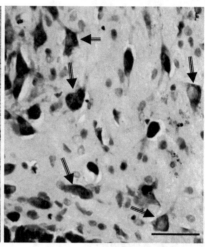

正常脑组织　　　　　　　　　　　　　　　　　　正常脑组织

图 3-11　正常海马 Nissl 染色

【实验对象】

成年 Wistar 大鼠，雌雄不限。

【器材和药品】

　　显微镜，注射器 1 只，动脉夹，剪刀，尖头眼科手术镊 2 把，弯头和直头小剪刀各 1 把，丝线，染色缸，载玻片，盖玻片，2% 戊巴比妥钠，生理盐水，4% 多聚甲醛固定液，氯仿，无水乙醇，Nissl 染色液，二甲苯，水溶性封片剂。

【步骤和项目】

　　1. 双侧颈总动脉阻断再灌注模型（BCCO）的制备　　大鼠用 2% 的戊巴比妥（0.2ml/100g）麻醉，颈正中切口逐层切开皮肤及皮下组织，分离胸锁乳突肌，切断二腹肌前腹，暴露颈总动脉（common carotid artery，CCA），颈内动脉（internal carotid artery，ICA）和颈外动脉（external carotid artery，ECA），分离双侧颈总动脉约 1cm，下方用双条丝线穿过牵引颈总动脉，再用动脉夹夹闭 30min 后，解除动脉夹，恢复脑血流，再灌注 1h 后，处死动物。

　　2. 脑组织灌注固定、脑片制备　　用 2% 戊巴比妥钠腹腔注射麻醉后，迅速开胸暴露心脏，灌注固定后取脑，固定 2~4h 后，分别置于 15% 和 30% 蔗糖梯度溶液中直至标本沉底。冰冻切片机作连续冠状切片，取海马和齿状回互包平面，片厚 20~30μm，裱于载玻片上。

　　3. Pischigner 尼氏小体染色法步骤

　　1）选取冰冻贴片 60℃烤箱放置 2h 后回温；

　　2）氯仿 / 无水乙醇 1：1 室温浸泡过夜；

　　3）回浸 95% 乙醇；

　　4）入 Nissl 染色液 3~5min；

5）蒸馏水浸泡；

6）95% 乙醇浸泡 5～30min；

7）脱水：100% 乙醇；

8）透明：二甲苯；

9）封片。

【实验观察】

显微镜下观察脑缺血 30min 再灌注 lh 后皮质、海马区中神经元形态。Nissl 染色显示皮质神经元胞体肿胀，细胞变圆形或椭圆形，突起变短或消失，细胞染色浅淡、轮廓不清（图 3-12）。海马内神经元染色明显变浅，细胞轮廓模糊。

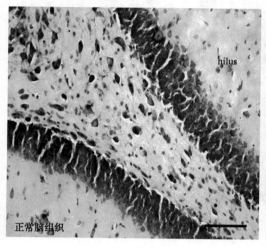
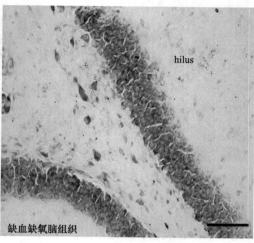

图 3-12　脑内正常与缺血后海马神经元 Nissl 染色

【注意事项】

1）术后出现同侧 Horner 症状（即结扎侧瞳孔缩小、眼裂变小、眼球内陷），行走共济失调，自发瘫痪侧旋转，反抗力减弱等症状。

2）脑片必须充分干燥，如果未干透，尚未牢固附在玻片上，在染色过程中容易脱落。

3）组织染色后立刻观察，以免染色发生退变。

4）Nissl 染色液必须是新鲜的，否则不易染色。

【思考题】

1）神经元胞体中 Nissl 体的本质是什么结构？

2）缺血缺氧后，神经元 Nissl 染色变化的原因何在？

3）长期慢性脑缺血对于神经元的危害怎样？请推测可能出现的病变。

（李红丽）

实验八　鼠胚神经上皮细胞发育的形态学观察

【实验目的】

本实验采用 E7.0～9.0 天孕鼠。分离获得小鼠胚胎观察三胚层形成。

1. 胚层分化和演变的意义　　人胚胎发育第 3 周时，三胚层逐渐形成，即内胚层、中胚层和外胚层。内胚层此后分化发育为原始消化管，演变形成消化管、消化腺、呼吸道和肺的上皮组织，以及甲状腺、甲状旁腺、胸腺、膀胱等器官的上皮组织。中胚层发育演变为各种结缔组织、肌组织和血管。其中中胚层发育而来的心血管系统是胚胎发生中功能活动最早的系统，早期胚胎中可清楚观察到。神经系统起源于外胚层，先形成神经沟逐渐闭合后形成神经管，并演变为脑、脊髓等神经组织。此外，表皮及其附属器、角膜上皮、腺垂体、口腔、肛门下段的上皮等也是由外胚层发育而来。

2. 发育各时间胚胎外形特征变化　　见表 3-1 及图 3-13。

表 3-1　发育各时间胚胎外形特征变化

人胚龄（周）	外形特征
3 周	梨形三胚层、神经板和神经褶出现，体节初现
4 周	胚体形成，神经管形成，体节 3～29 对，腮弓 1～2 对，眼耳原基初现
5 周	胚体向腹侧弯曲，腮弓 5 对，肢芽出现，手板明显，体节 30～40 对
6 周	肢芽分 2 节，足板明显，耳郭突出现
7 周	手足板指趾初现，体节消失，颜面形成
8 周	手指足趾明显，眼睑出现，外阴可见等

3. 外胚层神经管上皮组织结构　　神经管壁的上皮为假复层柱状上皮，靠近内界膜的神经上皮细胞称为套层，是一层具有分裂能力的成神经细胞和成胶质细胞，细胞多为圆形（图 3-14）。随后神经上皮停止分化，变为单层立方上皮或矮柱状上皮，称室管膜层；细胞逐渐分化伸出突起，并延伸至套层外周，形成细胞稀少的边缘层。

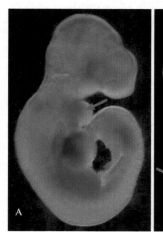
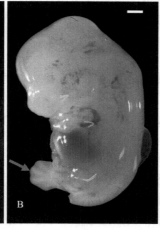
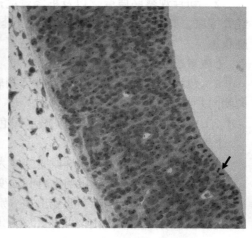

图 3-13　胚胎发育外形变化
A. 肢芽明显（↑所示为上肢芽）；B. 下肢足趾出现，体节消失，颜面形成（↑所示为足板足趾）

图 3-14　小鼠胚胎 E8d 神经管上皮显微结构
↑所示为套层中分裂细胞，可见核分裂象

【实验材料】
孕 E7.0～8.0 天母鼠分离出小鼠胚胎孵育培养 24h 后，培养箱，培养瓶，培养基，注射器 1 只，尖头眼科手术镊 2 把，弯头和直头小剪刀各 1 把，培养皿，吸管 2 只，生理盐水，4% 多聚甲醛固定液，HE 染液。

【实验方法】

1. 小鼠胚胎取材　　孕 E7.0～8.0 天母鼠先用消毒乙醇消毒腹部，再用剪刀剪开腹部，"V" 形切口，暴露腹部，找到子宫进行分离。

2. 活胚检查　　体视显微镜下观察胚胎发育情况，可根据以下三方面来判断其活死：

（1）血管　　活胚可见明显的血管，有时可见血管搏动；死胚血管模糊，成淤血带或淤血块。

（2）胎动　　活胚可见明显的自然运动，尤其用手轻轻转动卵时。

（3）绒毛尿囊膜发育之界线　　生活良好的胚胎可见密布血管的绒毛尿囊膜与鸡胚胎另一面形成明显界线。必须把上述三方面结合起来观察，如胚胎活动呆滞或不能主动运动，血管模糊扩张或折断沉落，绒毛尿囊膜界限模糊，则可判断胚胎濒死或已死亡，要随时淘汰。

3. 胚胎剥离、固定　　取子宫进行分离，置于 37℃ 生理盐水中，剥离子宫及绒毛，用镊子拨开暴露羊膜，用吸管将胚胎吸出，移至培养皿内，置于培养皿底部，在立体显微镜下观察发育情况。加入固定液固定 12h。

4. 石蜡包埋、切片及染色　　常规石蜡包埋，切片和 HE 染色。切片时必须从胚的头端切起，连续带状切片。将切片连续裱于防脱玻片上，每张玻片上排 3～4 行。

【实验观察】

1. 立体显微镜下剥离胚胎，观察并记录胚胎大体外形形态学指标　　记录依据 Brown and Fabro 胚胎评分标准，对胚体外观，卵黄囊循环，心跳搏动，以及腮弓、眼泡、耳泡、脊柱、尾部、肢芽、体节等发育变化对比判断，推测发育胚胎胎龄，区别胚胎存活状态，计算死胎和畸形胚胎的比例和外形变化特征。

2. 切片观察胚层变化以及神经管的形成　　冠状面切片观察并区别三个胚层，寻找神经管区域，高倍镜下放大观察神经上皮套层中具有分裂状细胞数目，室管膜层细胞厚度及细胞状态等。

【注意事项】

1）包埋中注意防止包埋后胚发生扭转，放置胚胎时保持头与尾在一条水平线上，头方向朝向并紧贴左侧或右侧。

2）由于胚胎组织吸附染料明显，染色时间相对可缩短，避免染色过深影响观察。

【思考题】

1）胚胎致畸敏感期是在哪段时间？为什么？

2）内、中、外三个胚层的发育和演变的结果怎样？

3）人胚体弯曲、脑泡和肢芽出现分别在什么胚龄期？

4）胚胎期神经干细胞存在的部位在哪里？其分化迁移障碍会导致哪些出生缺陷疾病发生？

（杨桂芝）

实验九　微波辐射后骨髓造血功能变化的细胞形态学观察

【实验目的和原理】

各种强度的电磁辐射作为一种负性环境暴露因素日益威胁着人类的健康。微波是指频率为 0.3～300GHz、波长为 0.001～1m 的电磁波。近年来，随着现代科技的发展，微波技术广泛应用在工业生产、医疗科研、电话通讯、武器装备等方面，因而人类暴露于微波辐射的机会也日益增多。大量研究证实微波辐射可对人体造成多器官、多系统损伤，骨髓造血系统是对辐射敏感的靶器官之一。作为一种简单可控的实验条件，微波辐射具有操作方便，调节简单以及实验仪器便宜等优点，是研究电磁辐射的最可行的实验方式。本实验通过观察大剂量微波辐射后大鼠骨髓组织形态结构及外周血变化，揭示其对造血系统的损伤特点及规律。

正常骨髓中存在红骨髓和黄骨髓，红骨髓是造血组织，黄骨髓是脂肪组织。红骨髓主要由造血组织和血窦构成，是造血干细胞赖以生长和发育的环境。各种血细胞的分化发育过程大致分为三个阶段：原始阶段，幼稚阶段（又分早、中、晚三期）和成熟阶段。

骨髓中红系和粒系细胞常用瑞氏染色的方法进行区分，红系通常染色呈墨水蓝，而粒系染色稍浅。血细胞从幼稚到成熟的分化发育过程中，细胞形态演变存在一定的规律，①红系与粒系胞体由大变小，但巨核细胞是由小变大。②胞核由大变小，其中红细胞的核最终脱出消失；粒细胞核由圆形逐渐变成杆状乃至分叶；巨核细胞是由小变大，呈分叶状。③胞质由少变多，胞质嗜碱性染色逐渐减弱，但单核细胞和淋巴细胞仍保持嗜碱性。④细胞分裂能力从有到无，但淋巴细胞仍能保持很强的分裂潜能（图3-15，图3-16）。

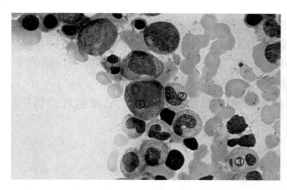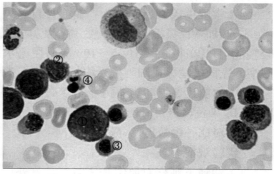

图3-15　显示正常骨髓瑞氏染色中的粒系细胞
（①、②、③分别代表中幼粒细胞，晚幼粒细胞和杆状核粒细胞）

图3-16　显示正常骨髓瑞氏染色中的粒系细胞
（①、②、③、④分别代表早幼红细胞、中幼红细胞，晚幼红细胞和一个正在脱去细胞核的晚幼红细胞）

外周血正常成熟的红细胞内无细胞核，也无细胞器，光镜下观察血涂片标本发现中央染色较浅、周边较深。成人白细胞正常值为（4～10）×10^9/L。光镜下，根据白细胞胞质有无特殊颗粒，将其分为有粒白细胞和无粒白细胞两类。有粒白细胞又根据颗粒的嗜色性，分为中性粒细胞、嗜酸粒细胞、嗜碱粒细胞。无粒白细胞有单核细胞和淋巴细胞两种。①正常中性粒细胞占50%～70%，光镜下核深染，形态多样，有的呈腊肠状，称杆状核；有的呈分叶状，一般分为2～5叶，正常人以2～3叶者居多。②嗜酸粒细胞占0.5%～3%，呈球形，光镜下，核为分叶状，以2叶核居多，胞质内充满粗大、均匀、染成橘红色并略带折光性的嗜酸性颗粒。在过敏性疾病和寄生虫感染时，嗜酸粒细胞数量有所增多。③嗜碱粒细胞数量最少，占0～1%，细胞呈球形，光镜下，核呈分叶状、S形或不规则形，着色较浅，胞质内含有大小不等、分布不均、蓝染的嗜碱性颗粒，常覆盖在核上。④单核细胞体积最大，占3%～8%，呈圆形或椭圆形，核呈卵圆形、肾形、马蹄形或不规则形等；核常偏位，染色质着色较浅，胞质丰富，呈灰蓝色。⑤淋巴细胞在外周血中数量最多，占25%～30%，呈圆形或椭圆形，大小不等，根据直径大小分为小淋巴细胞，中淋巴细胞和大淋巴细胞，光镜下，核圆形，占细胞的大部，一侧有小凹陷，染色质致密呈粗块状，胞质很少，染成蔚蓝色。

【实验对象】

成年 Wistar 大鼠，雌雄不限。

【器材和药品】

WB.2-MYC-1 型微波辐射实验系统，石蜡切片机，Olympus 电光源显微镜，哺乳动物手术器械，1% 戊巴比妥钠，苏木精，伊红，瑞氏染液，梯度乙醇，二甲苯，多聚甲醛，磷酸盐缓冲液，载玻片，盖玻片，中性树胶等。

【步骤和项目】

1）实验动物分组时，将体重为 180～200g 的雄性大鼠，随机分为对照组与微波辐射组。

2）辐射组大鼠采用微波辐射源行全身均匀辐射，平均功率密度为 10mW/cm^2，辐射时间 6min/ 次，每周辐射 5 次，持续辐射 2 周。对照组大鼠同样置于辐射盒内和辐射台上，不予辐射。

3）各组大鼠分别在最后 1 次辐射结束后，用 1% 戊巴比妥钠按每千克体重 30mg 的剂量经腹腔注射麻醉，取下腔静脉血，制作血涂片。

4）常规瑞氏染色步骤为：血涂片自然风干后，用蜡笔在两端划线，以防染色时染液外溢：①滴加瑞氏染液（Ⅰ液）数滴，使其盖满玻片，大约 1min 后，滴加等量或稍多的Ⅱ液，轻轻混匀。②冲洗：染色 5～10min 后用流水冲洗染液，待干。③结果观察：置于显微镜下观察，先低倍镜寻找细胞排列均匀的区域，判断染色效果。

5）取前述各组动物的胸骨，经 4% 多聚甲醛液固定，7% 硝酸脱钙后，石蜡包埋，切片，常规 HE 染色，进行骨髓组织结构观察。

6）对比各组数据，并进行统计学分析。

【实验观察】

1）油镜下观察对照组和辐射组动物外周血白细胞、红细胞、血小板数目及各类细胞的形态变化，同时对白细胞进行分类计数。

2）观察并比较辐射组骨髓中各阶段血细胞的形态变化。

3）对辐射组动物外周血和骨髓中细胞形态变化进行绘图，完成实验报告。

【注意事项】

1）严格控制微波照射剂量，并且严格操作，防止微波损伤。

2）取静脉血时注意穿刺部位准确，也可以尾静脉取血。

3）骨髓组织脱钙要在教师的统一指导下进行。

4）外周血观察时，防止镜油污染高倍镜头。

5）染色过程应在通风橱内进行，避免吸入二甲苯等挥发性溶剂。

【思考题】

1）骨髓遭受放射线等辐射照射后会对造血功能产生哪些影响？

2）再生障碍性贫血、白血病等发生与骨髓中哪个系的发育异常有关？

3）试述外周血细胞中的各类细胞数比例的临床意义是什么？

（杨　岚，陈雄斌）

实验十　精子的形态学观察及其运动功能检测

【实验目的】

1. 正常精子形态结构　　人的精子形似蝌蚪，全长约 60μm，可分为头、尾两部。头部正面观为卵圆形，侧面观呈梨形，长 4～5μm，内有一个高度浓缩的细胞核，含 22 条常染色体和一条性染色体（Y 或 X），其主要成分为 DNA 与精蛋白（图 3-17）。核的前 2/3 有顶体覆盖。顶体是特殊的溶酶体，在受精过程中发挥重要作用。精子尾细长，可分为颈段、中段、主段和末段四部分。在电镜下，精子尾部全长的轴心是由中性粒发出的轴丝，横切面呈现典型的 9＋2 排列的微管特征，是精子运动的主要装置。轴丝外有 9 根纵行外周致密纤维。颈段有中心粒。中段的外侧包有线粒体鞘，是精子的能量供应中心。主段最长，外周致密纤维外方有纤维鞘，这两种结构均辅助精子运动。末段短，其内仅有轴丝。

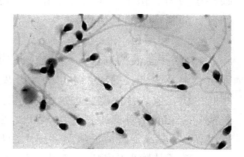

图 3-17　人精液涂片

精子成熟后进入附睾，暂时储存并继续发育。从精原细胞开始，发育成精子的整个过程约需 64±4.5 天。在精子发生和形成过程中，经常出现错误而形成一些畸形精子，如双头或双核、大头、小头、不规则形头、无尾、双尾、短尾、无顶体或小顶体以及线粒体鞘等结构异常。在有生育力男子的精液中，畸形精子可占 20%～40%，其原因不明，但若超过 40%，可致不育。精子成熟过程中易受许多理化因素的影响，如高温、微波、射线、超声等，都可使精子发生障碍，出现畸形精子或精子运动能力下降而导致不育。

2. 精子的运动　　精子运动方式有几种类型，最常见的有两种，第一种运动是直线运动，精子实际是朝前游动；第二种运动是摆动，精子只摆动尾，却不前进。附睾精子和射精精子的运动类型是不同的。精液中不同组分中的精子，其运动类型也不一样。精子遇到附睾液、精浆、宫颈黏液、子宫内膜液、输卵管液和腹腔液等离子微环境变化和生物物理状态变化时，精子运动类型也有变化。在有输卵管黏液和卵泡液时，精子运动速度加快。前列腺分泌液和精囊腺分泌液之间的比例关系对精子的活力和运动也有影响。精子尾以一种协调顺序反复传播正弦波，精子细胞为了有效向前运动，克服诸如宫颈黏液等黏性腔液的阻力，必须使运动波达到协调。精子尾在解剖学上可见纵行排列的收缩蛋白质、粗大纤维和与它相关联的微丝及微管，使运动波达到协调。其内线粒体产生的能量来调节精子的运动。

3. 检测精子运动能力的目的和意义　　目前，男性不育的发病率呈逐渐增加的趋势，约占不育不孕的一半。男性不育的临床评估和基础研究的一项重要试验是精子受孕能力检测。精子受孕能力是生育能力的重要指标，由于受精过程是一个复杂的理化反应过程，受到许多因素的影响，在实际操作中，直接测量体内受孕能力比较困难、成本高、方法烦琐。而精子的运动特性是反映精子质量的综合指标，在某方面与精子受孕能力存在着良好的相关性，因此，精子运动能力是评价受孕能力重要的指标。当有害因素影响到精子的形态结构或精子运动发育过程，均可改变精子的运动能力。因此，对精子的运动特性进行客观、准确、定量地测定，在不育的诊断中具有十分重要的意义。

【实验对象】

性成熟 Sprague-Dawlay（SD）雄性大鼠，日龄 100 天以上。

【器材和药品】

恒温水浴锅，CO_2 培养箱，pH 计，纯水，冰箱，M199 培养液、牛血清白蛋白、$NaHCO_3$，12 孔培养板，直径 35mm 的培养皿，$0.22\mu m$ 孔径的滤膜，手术器械（包括手术刀、眼科小剪刀、镊子、小弯止血钳），烧杯，载玻片和盖玻片，生理盐水，玻璃吸管，手术操作台，抑制精子的避孕药。

【步骤和项目】

1. 精子悬液的制备 性成熟的雄性 SD 大鼠一只，麻醉或颈椎脱臼处死后，将双后肢固定，触及睾丸，剪毛，手术刀切开皮肤和阴囊，剥离，取出双侧附睾尾，用镊子剔除表面脂肪组织，放入预温的生理盐水中漂洗，洗去血液，然后放入盛有 12ml 37℃预温的 M199 培养液的 35mm 培养皿中，将培养皿放在热台上，使培养液温度保持在 37℃。用手术刀沿附睾尾纵切 4～5 刀，让精子从附睾尾中游出，放入 CO_2 培养箱扩散 5min 后拿出，缓慢摇动培养皿，使精子从附睾中游出，弃去附睾尾及大块的精子团，得到精子悬液（约 $2.0×10^7$ 个 /ml）。

2. 精子悬液涂片制作 得到的精子悬液常浓度过高，需要稀释，可采用 1∶9 稀释。在 12 孔培养板中，每孔加入 1.8ml M199 培养液，再用定量加液器（剪去吸头的尖部）吸取 0.2ml 精子悬液加入培养液中，轻轻摇晃混匀，放入 CO_2 培养箱中培养。在 30min、1h 分别用玻璃吸管吸取一滴上层精子悬液滴于载玻片上，然后盖玻片盖于混悬液滴上，将载玻片放在显微镜载物台上；实验组添加抑制精子避孕药，对照组不添加，观察精子的运动能力和运动方式。

【实验观察】

把显微镜光圈开小，视野稍暗一点。低倍镜观察时，可见有许多亮亮的小颗粒，这显示的是精子。高倍镜下观察，可见视野里出现运动着的精子，精子尾部有规律地摆动，精子头亮度较大，被推动向前移动（图3-18）；实验组添加少许抑制精子避孕药，在不同的时间精子尾部不再摆动，精子运动停止。而在对照组不添加抑制精子避孕药的载玻片上，在同一时间精子仍持续运动。

【实验要求】

观察精子的运动能力和运动方式。

【注意事项】

1）注意动作要轻柔，避免剧烈摇晃精子悬液，剧烈摇晃会导致精子死亡。

2）用吸管吸取精子悬液时，应避免碰到底层死亡精子形成的沉淀团块。

3）观察时一定要把显微镜光圈开小，视野稍暗一点。

【思考题】

1）精子具有哪些与运动功能相关的结构？

2）描述精子被抑制的过程有哪些？

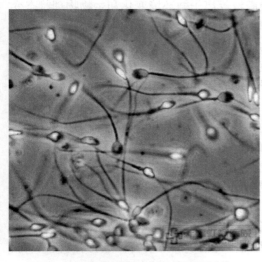

图3-18 高倍视野下大鼠精子的图片

（王　越）

实验十一　外周血染色体标本制备

【实验目的和原理】

正常情况下,人外周血中的小淋巴细胞几乎都处于 G_1 或 G_0 期,在体内、外一般不分裂,但在植物血凝素(PHA)或其他有丝分裂刺激剂下,外周血中的小淋巴细胞可转化为淋巴母细胞,在培养中进行有丝分裂。秋水仙素可将细胞阻断于有丝分裂中期而易于进行核型分析。经过短期培养、秋水仙素的处理、低渗和固定,可迅速而简便地获得丰富的体外生长的细胞群体和有丝分裂相。

本实验目的在于掌握人染色体标本培养和制备方法,为核型分析和原位杂交实验提供良好的染色体标本。

【器材和试剂】

1. 器材　CO_2 孵箱,恒温培养箱,正置光学显微镜,超净工作台,离心机,培养瓶,分析天平,pH 计等。

2. 试剂　RPMI1640 基础培养液,植物血凝素(PHA),肝素,生理盐水,秋水仙素,$NaHCO_3$,小牛血清,链霉素,青霉素,甲醇,冰醋酸,Giemsa 粉末等。

(1)肝素溶液　用生理盐水按效价单位配成 500U/ml 或 4μg/ml,高压灭菌 15min 备用。

(2)秋水仙素溶液　用生理盐水配制成浓度为 10μg/ml 的溶液,高压灭菌。

(3)植物血凝素(PHA)　用生理盐水配制成浓度为 1mg/ml 的溶液。

(4)低渗液　5.59g KCl 溶解于 1000ml 双蒸水中,配制成 0.075mol/L KCl。

(5)双抗溶液　青霉素和链霉素用生理盐水配制成 10000U/ml 的溶液,使用注射器式无菌过滤器过滤后保存。

(6)固定液　甲醇:冰醋酸(3:1),临用时配制。

(7)Giemsa 染液　1 份 Giemsa 原液+9 份磷酸盐缓冲液,临用时配制。

(8)混合培养液(每份 5ml)　RPMI1640 基础培养液 4ml,PHA(1mg/ml)0.2ml,灭活小牛血清 1ml,肝素 0.04ml,加入双抗溶液至终浓度为 100U/ml,混合后用 $NaHCO_3$ 调节pH 至 7.0~7.2,分装至培养瓶中,−20℃冰箱保存,使用前温育至 37℃。

【步骤和项目】

1. 采血及接种培养　注射器吸取适量肝素,静脉采血 2ml,在注射器内与肝素混匀。采血完毕后向培养基内注入肝素化的全血 20~30 滴,轻轻摇匀,至于 37℃恒温培养箱内培养 72h,期间每天摇动 2~3 次。

2. 秋水仙素处理阻留中期分裂象　培养终止前 3~4h 加入秋水仙素至终浓度为 0.8μg/ml。

3. 收集细胞和低渗处理　将细胞悬液移入离心管中,以 1000r/min 离心 8min,弃去上清液后沿管壁缓慢加入 8ml 经 37℃预温的 0.075mol/L KCl 溶液,吸管轻微吹打细胞团,混匀后置 37℃温箱静置 20~30min,离心,弃上清。

4. 固定　加入新鲜配制的甲醇冰醋酸固定液 4~5ml,用吸管吹打混匀细胞团,静置固定 20min,离心后弃上清液,以上固定步骤重复 3 次。

5. 制片　固定离心后,留下 0.2ml 沉淀物,轻轻打匀后吸取少量,于 10~15cm 高度向下滴至一端倾斜 15° 的经冰水或乙醇浸泡过的洁净无脂玻片上,每片滴 2~3 滴,在酒精灯火焰上通过几次，空气干燥后备用。

6. 染色　　用稀释后的 Giemsa 染液染色 20min，流水冲洗，晾干。

7. 结果观察　　在低倍镜下寻找染色体分散良好的处于中期分裂象的细胞，置于视野中央，然后转至油镜观察染色体的长臂、短臂、着丝点位置等区分常染色体和性染色体。

【注意事项】

1）接种的血样越新鲜越好，最好在 24h 内培养。

2）培养的温度、CO_2 浓度、培养液的酸碱度要严格控制，PHA 的质量、浓度和保存时间是培养成败的关键。

3）严格控制秋水仙素浓度、作用时间，离心力和低渗处理时间，吸打过程注意操作，避免染色体分散不佳、分散过度甚至丢失，导致染色体标本质量不佳。

4）固定液要新鲜配制，建议每次固定时间≥30min，加固定液应沿管壁缓慢加入，否则染色体容易扭转并出现毛刷状。

【思考题】

1）外周血染色体标本制备的原理是什么？

2）试分析影响外周血染色体标本制备的问题有哪些。

（张晓丽）

实验一　肿瘤细胞培养和建系

肿瘤细胞培养是研究肿瘤细胞和肿瘤分子生物学特性、癌变机理及抗癌药物敏感性的重要手段。肿瘤细胞来源于体内正常上皮细胞，早在 20 世纪 50 年代国外首次建立了宫颈癌的 Hela 细胞系。随着细胞培养技术的改进，各种器官组织来源的肿瘤细胞系不断问世，目前国内外已建立许多肿瘤细胞系。

肿瘤细胞在体外和体内一样具有无控制生长和分化不全的特点，相对正常细胞容易培养和建系。来源于上皮肿瘤建立的细胞系是癌细胞系，也是永久性细胞系。直接从癌组织建立的细胞系为研究恶性肿瘤提供了有用的模型。肿瘤细胞培养建系的方法和程序与正常细胞相似，包括标本收集和取材、消化和培养、传代、换液、冻存、复苏等过程。本部分主要介绍肿瘤细胞培养、建系和鉴定。

一、肿瘤细胞的取材

肿瘤组织具有异质性，在肿瘤组织中除肿瘤细胞外，还有间质细胞；此外，肿瘤细胞之间在形态、基因表达水平等方面存在差异，因此肿瘤细胞也具有异质性。为了克服肿瘤细胞群体的异质性，取材时要注意除去标本中混杂的间质组织。由于转移组织中的肿瘤细胞已经过生长优势选择，群体细胞比较均匀，比肿瘤组织细胞更利于生长，在原代培养取材时可考虑采用转移灶标本如转移的淋巴结、癌性胸腹水等。

培养肿瘤细胞的材料一般来自患者，对实体瘤患者可取原发肿瘤组织或转移灶，有胸腹水患者可取胸水或腹水，白血病患者可取血液或骨髓液进行培养。

取材后，尽快将肿瘤组织进行培养。一般 4h 内细胞存活最好，标本在 4℃存放，不要超过 24h。人肿瘤细胞建系必须要有完整的记录，包括组织来源患者姓名、住院号、年龄、性别、临床诊断、病理诊断（应明确分类分期）、术前放化疗情况等，这些是建系的重要资料。而且，为了鉴定建立的细胞系来源和生物学特性，应尽量保留患者正常组织和血标本。

1. 实体瘤取材方法　　取术后或活检标本，立即浸入无血清培养基中。尽可能去除溃疡及坏死组织，避免细菌、霉菌污染，培养前将取自外露的肿瘤组织在含两性霉素 B 2μg/ml、青霉素 200～1000U/ml、链霉素 500μg/ml 的培养液中浸泡 10～20min，再用无血清培养基反复冲洗干净后立即进行培养。

2. 体腔液的取材方法　　在无菌条件下抽取体腔液（胸水或腹水），无需加入抗凝剂，直接以 1200r/min 离心收集细胞，勿久置，也不要在冰中冷却，尽快接种和培养。

3. 血液（骨髓）取材法　　白血病患者可取血液或骨髓，主要以取外周血为研究对象。用加肝素抗凝的注射器抽取 5～10ml 外周血，置于无菌试管中立刻在 37℃进行培养，放置 10～

30min 后，将不含红细胞的血浆转移到新的无菌试管中，1200r/min 离心收集细胞进行培养。

二、肿瘤细胞的培养

肿瘤细胞体外培养具有纯化影响因素、便于长期保存、研究周期短、实验成本低等许多优势，但长期体外培养会使细胞生物学特性发生一定变化。因此，体外培养实验结果应与体内实验结合研究。

（一）肿瘤细胞的培养

肿瘤细胞的培养方法很多，主要有机械分散法、组织块法、酶消化法、钽网培养法等，有时可根据实验需求将几种方法结合进行。

1. 原代培养

（1）机械分散法　　少数含结缔组织不多的肿瘤组织，可选用机械分散的方法。机械分散对肿瘤细胞损伤小，但会有过多的成纤维细胞从结缔组织中离散出来。

（2）组织块法　　当肿瘤组织标本很小，不能用酶消化获取肿瘤细胞时，可以用组织块法进行原代培养。组织块培养法与正常组织培养法类似，将组织剪切成约 $1mm^3$ 大小的小块，并在组织上滴加 1～2 滴培养基，保持组织块湿润并减少细胞损伤；然后用眼科镊将组织块在培养瓶中均匀放置，培养瓶内仅加入少量培养基，以能保持组织块湿润即可，4～24h 后再补加培养液进行培养。

（3）酶消化法　　肿瘤组织多为较坚硬实体，少数例外（如卵巢瘤、脑瘤），含有丰富的间质细胞因子，用酶消化肿瘤组织是分散肿瘤细胞的好方法。体内恶性肿瘤呈外向浸润生长，肿瘤生长过快，使肿瘤中心组织呈坏死，因此取材时应避开坏死部分。但肿瘤组织中不可避免有已经耗竭和坏死的细胞，因此在酶消化组织之前，应尽可能清除这些细胞，以免接种后很快溶解、破坏，释放出影响肿瘤细胞生长的有害物。

Trypsin 是最常应用的酶，但它对结缔组织的消化能力有限，适合含结缔组织较少的肿瘤，要注意的是 trypsin 对细胞膜有损害作用，会影响细胞存活。胶原酶可抑制结缔组织细胞的生长，用于消化肿瘤组织更有效。胶原酶的消化方法：0.5mg/ml 胶原酶处理，可在显微镜下观察，观察到成纤维细胞逐步被除去为止。然后利用 Hank's 液或培养基洗涤，除去附着在细胞上的酶，再进行接种和培养。经这些方法制备获得足够细胞密度的肿瘤细胞，通常接种细胞浓度为 $5×10^5/ml$，37℃培养，在 3 周左右，可观察到肿瘤细胞集落生长。

（4）钽网培养法　　在一张面积约为 $1cm^2$ 的钽网上放入剪碎的一块或几块肿瘤组织块，用镊子轻压使其粘于网上，再把钽网放入培养皿中，使网下的组织块与培养皿壁紧紧接触，于 37℃、5% CO_2 下培养，每隔 2～3 天换液一次，5 天后可见有上皮细胞从网上逸出，并能在相当于肿瘤组织部位形成纯净的单层上皮细胞。

（5）脱落细胞法　　将新鲜的肿瘤组织去除脂肪和结缔组织，用手术刀片将肿瘤组织切成细薄片，在切割的同时会有许多上皮细胞脱落下来，脱落细胞经洗涤后，加入完全培养基，便可获得较纯的上层细胞，于培养瓶（或皿）中，37℃、5% CO_2 下培养，每隔 2～3 天换液，7～10 天后上皮细胞逐渐长成单层。

2. 换液与传代

（1）换液　　原代培养癌细胞旺盛增殖后，消耗了培养基中的营养，产生的细胞代谢产物对癌细胞继续增殖会产生不利影响，因此需要及时更换培养液。通常细胞产生酸性代谢产物，培养上清呈黄色（培养瓶中含有酚红 pH 指示剂）时，需要及时换液。癌细胞在对数期增殖迅速，每天均需换液，倍增时间较长的细胞可隔日换一次。

（2）传代

1）原代培养癌细胞的传代。一般不需要等癌细胞长到 100% 融合才传代，应掌握合适的第二次传代时间。肿瘤细胞与正常细胞生长特点不同，表现为重叠生长。显微镜下上皮样细胞融合 50% 时，可见细胞层上堆积有圆形细胞，表明细胞增殖活跃，此时可进行传代。

2）常规传代。原代培养物第一次传代后，可以进行常规传代，维持细胞在体外正常生长。癌细胞的生长过程与正常体外培养细胞类似，也可分为潜伏期（滞留期）、对数生长期（指数增殖期）和平台期（生长停止期）。各种来源的癌细胞系倍增时间快慢不同，因此各种细胞系传代时间也有所不同。通常在细胞接种后 5 天左右传代一次，按 1∶5～1∶2 进行传代。如果对细胞进行计数，每 75ml 培养瓶可接种（2～4）×10^5 细胞。永久性细胞系的建立需长期传代达 50 次以上。

3. 冻存和复苏　　冻存和复苏是肿瘤细胞培养和建系过程中必需的步骤，建立癌细胞系需要在体外进行长期传代和培养，传代 50 次以上才能被认作是永久性细胞系。因此建系过程需要不断冻存细胞以防止细胞系中断。冻存不同传代次数的细胞，也为提供各种代数的细胞为科研应用。

体外长期传代可能引起基因不稳定，在细胞表型上发生改变，影响研究结果。因此，从第一次传代后，就应尽早冻存培养物，冻存细胞和复苏方法与正常细胞相同。

（二）肿瘤细胞体外培养条件优化

当肿瘤组织或细胞初代培养后，常出现：①完全无细胞游离出或逸出；②有细胞游离出，但无细胞增殖，细胞长时间处于停滞状态，以致难以传代；③传数代后，细胞增殖缓慢等情况。肿瘤细胞原代培养时对体外生存条件有较高要求，并须经过新环境适应才能生长。因此，在培养时可针对肿瘤细胞特性进行培养条件的优化。

1. 培养基的准备　　选择培养基是针对特殊细胞生长的营养要求设计的，在肿瘤细胞建系中选择性培养基的应用可提高肿瘤细胞体外存活、抑制成纤维细胞生长；血清对上皮细胞有抑制作用而有利于成纤维细胞生长。针对肿瘤细胞的特点，肿瘤细胞的选择性培养基中应含少量血清或无血清培养基。一般常用低改良 RPMI1640、HITES、DMEM、Mc-Coy-5A 等培养基，血清浓度 10% 即可。胰岛素（insulin）、转铁蛋白（transferrin）和硒（selenium）这些生长刺激因子适合于各种类型癌细胞培养。在 RPMI-1640 培养基中加入氢化可的松（hydrocordisone）、insulin、transferrin、estradiol、EGF、BSA 和丙酮酸钠（sodium pyruvate）等，成为低改良 RPMI-1640 培养基，可提高癌细胞存活。HITES 培养基适合用于人小细胞肺癌建系，在 HITES 培养基可加入 hydrocordisone、insulin、transferrin、estradiol 和 selenium 等成分。为了抑制成纤维细胞生长，可在培养基中加入成纤维细胞的抗体或成纤维细胞代谢抑制剂等成分，也可提高肿瘤细胞系建系率。

在原代培养时还可加入生长因子或原患者血清（1%～2%）以利细胞生长。

2. 选用适宜底物　　在培养器皿底部接种形成接触性抑制的成纤维细胞饲养层，可有利于癌细胞贴壁生长和抑制癌组织中正常成纤维细胞过度生长。小鼠 3T3 细胞或 STO 胚胎成纤维细胞是常被应用作为饲养层的细胞。人胎小肠细胞、FHS741 作为饲养层培养乳腺癌细胞已有较多应用。纯化的细胞接种在不同的底物上，如鼠尾胶原底层或饲养细胞层等可促进细胞生长。以下介绍饲养层细胞的制备。

饲养层的制备：将经过放射处理的小鼠 3T3 细胞接种到培养瓶。Trypin 消化体外传代的 3T3 细胞，再以 10^5/ml 细胞浓度接种。当 50% 细胞出现汇合后，按 10^6/ml 细胞加入 0.25μg/ml 丝裂霉素 C 2μg，孵育过夜（或用放射 ^{60}Co 代替）。24h 后换液，trypsin 消化细胞，以 $5×10^4$/ml 细胞浓度接种到新培养瓶，培养 24～48h 作为饲养层。

3. 成纤维细胞的排除法　肿瘤组织中成纤维细胞会影响肿瘤细胞生长和建系，除了用选择培养基、饲养层等方法可以克服其过度生长，此外还有以下的一些方法：机械刮除法、反复贴壁法、消化排除法（胶原酶消化法）、密度梯度离心法等。

（1）机械刮除法　将玻璃吸管前端在火焰上烧弯曲，用作去除成纤维细胞的工具。可在显微镜下直接刮除生长的成纤维细胞，也可先在显微镜下对有成纤维细胞生长的单层培养瓶上做标记，按标记刮除后，用培养液洗 1～2 次，加入新鲜培养基，如有需要可多次刮除。

（2）反复贴壁法　根据肿瘤细胞与成纤维细胞贴壁快慢的差异可以把两种细胞分开。用消化酶消化细胞接种到培养瓶后加入生长培养基，将培养瓶放置 37℃、10～20min，将培养上清转移到另一培养瓶，加入新培养基放置 37℃、10～20min。将第 2 个培养瓶中上清再倒入另一培养瓶，置于 37℃培养。将 3 个培养瓶于 37℃培养 24～48h 后于显微镜下观察，将含有成纤维细胞的培养瓶弃去，保留含上皮细胞的培养瓶。如果上皮细胞中仍含有成纤维细胞，可按上述方法继续反复处理，直到成纤维细胞去除。

（三）肿瘤细胞体外培养操作注意事项

1）严格无菌操作，取材和培养过程中要防止细菌和霉菌污染。

2）培养材料应取自肿瘤细胞集中且活力较好的部分，获取的标本应尽快进行培养，一般不超过 2h。

3）去除成纤维细胞是癌细胞培养中的重要条件，应尽快清除培养物中混有的成纤维细胞；一旦发现混有成纤维细胞，可采取前述机械刮除法及反复贴壁法等加以清除。

4）癌组织中若有淋巴细胞浸润，应采用密度梯度法将淋巴细胞清除，否则癌细胞会被杀死。

5）实验室如同时保存或使用多种其他细胞株，需防止其他细胞株的交叉污染。

6）在早期传代时要适当提高接种浓度，从原代开始到第 10 代前细胞生长繁殖极不稳定，当肿瘤细胞没有生长到足够量时，不应急于传代。

7）对于增殖能力极低的细胞，可通过在如鼠尾胶原底层或饲养细胞层等饲养层中培养、加入生长因子等促生长物质提高细胞存活及增殖。

三、体外培养的肿瘤细胞生物学特性

1. 形态和性状　形态不规则，细胞界限清晰、伸展较差，核膜、核仁轮廓明显，核仁多、核浆丰富、折光性强，电镜观察细胞表面微绒毛多而细密，与肿瘤细胞具有不定向运动和铺着不依赖性相关。

2. 生长特性　肿瘤细胞在无血清或低血清（2%～5%）时仍能生长，对营养要求不高。肿瘤细胞能自分泌促增殖因子，在软琼脂培养时单个细胞就能形成集落，生长方向性消失，因其失去了接触抑制，癌细胞在数量增多时可呈多层重叠生长，细胞饱和密度大，有丰富的三级有丝分裂，分裂指数高，细胞倍增周期短。

3. 永生性　　细胞的永生性在体外培养中表现为能够无限次传代而不凋亡（apoptosis），肿瘤细胞系都表现有这种特性。恶性肿瘤的恶性（包括浸润性）和细胞永生性是受不同基因调控的两种性状。许多恶性肿瘤在体外培养并不容易成功，其生长增殖能力不旺盛，有时只能传若干代，经体外培养后才获得永生性；而许多细胞系均具有永生性而无恶性。目前认为恶性和永生性具有相关性，永生性可能是细胞恶性变的某一阶段。

4. 浸润性　　浸润性是肿瘤细胞扩张性增殖行为，体外培养的肿瘤细胞仍保持有这种特性，当与正常组织混合培养时能进入其他正常组织中，甚至能穿透人工隔膜。

5. 异质性　　所有肿瘤细胞都是由增殖能力、遗传性、起源、周期状态等性状不同的细胞组成，具有异质性，其中有的细胞衰老、退化，有的处于周期阻滞状态，只有处于活跃增殖的肿瘤干细胞才是支持肿瘤生长的成分。肿瘤干细胞易于生长增殖，分离培养干细胞的方法称干细胞培养（由干细胞系和数个亚系组成）。

6. 细胞遗传性　　肿瘤细胞失去二倍体核型，呈异倍体或多倍体，常有标记染色体出现，可作为正常细胞与恶性肿瘤细胞的区别。

四、培养肿瘤细胞的生物学特性检测

体外培养的肿瘤细胞生长成为形态单一的群体后，必须进行细胞生物学特性鉴定，其目的在于：证明培养的细胞是否来自原来的肿瘤细胞，说明肿瘤组织类型并描述肿瘤细胞的生物学特性。通常要检查下列项目：

1. 组织起源　　应说明培养材料起源于哪个胚层、器官组织、什么样的供体、何种疾病等，必要时要提供病理诊断、鉴定资料。

2. 形态观察　　观察细胞一般形态如细胞形状、核浆比例、染色质和核仁大小、细胞骨架排列等。癌细胞一般呈多边形上皮样细胞。培养的肿瘤细胞失去接触抑制，可呈重叠样生长；有丰富的三级或多级有丝分裂，多个核仁、清晰，微丝、微管排列紊乱等。

3. 细胞生长特点　　检测细胞生长曲线、细胞核分裂指数、倍增时间及细胞周期等。癌细胞因失去正常的接触抑制，呈多层生长，生长旺盛，倍增时间缩短，细胞饱和密度大，分裂指数较高，具有无限增殖能力，细胞浸润能力较强等特点。

4. 软琼脂培养　　正常细胞具有停泊依赖，即必须附着于坚实支持物上生长，而肿瘤细胞膜表面黏蛋白改变，不受停泊依赖限制，能在半固体状软琼脂上生长。可利用此特性鉴别肿瘤细胞和正常细胞。癌细胞与软琼脂混合 2～3 周后，可见癌细胞在软琼脂中形成集落。

5. 核型分析　　癌细胞存在多种染色体水平的异常，大多为异倍体、多倍体，存在染色体缺失、重排、移位等异常，并有标记染色体。通过检测核型特点、染色体数量、有无标记染色体、染色体带型等，可鉴别恶性细胞和正常细胞染色体存在的差异。

6. 成瘤实验　　将细胞按细胞浓度 $1 \times 10^6 \sim 2 \times 10^6$/ml 接种到 4 周龄裸鼠背部皮下，能生长形成实体瘤。移植瘤生长后可通过病理检查，与取材患者肿瘤病理比较，其组织学形态应与原发瘤相似。

7. 组织化学检查　　癌细胞中脱氧核糖核酸、酸性磷酸酶和磷脂增多，碱性磷酸酶活性下降，乳酸脱氢酶和琥珀酸脱氢酶活性也有改变。

8. 其他生物学特性检测　　凝集实验等。

五、癌细胞建系及检测例证

人小细胞肺癌和非小细胞肺癌早在 1996 年就已成功培养。本部分介绍利用酶消化法培养人肺癌组织及建系的具体方法。

1）取手术切除的肺腺癌、鳞癌、小细胞肺癌等标本的肿瘤组织，记录好患者姓名、性别、年龄、手术时间、病理诊断等。

2）将组织去除血块和坏死组织，放到含两性霉素 B 2μg/ml、青霉素 200～1000U/ml、链霉素 500μg/ml 的培养液中浸泡 10～20min，再用无血清培养基或无菌 PBS 反复冲洗干净直至无血迹。

3）剪取肿瘤组织外层细胞活性好的部分，并进一步剪成 1～2mm^3 的小块。

4）加入消化液（0.5%trypsin＋0.04%EDTA）覆盖组织块，消化 15min。

5）吸出消化液到离心管中，3000r/min 离心 15min，去除上清，用含 10% 灭活胎牛血清的 RPMI 1640 培养基悬浮细胞沉淀。

6）重复步骤 4～5 直至组织块完全消化。

7）收集所有细胞进行计数，按细胞浓度 5×10^5/ml 接种到培养瓶中，于 37℃、5% CO$_2$ 下培养。

8）48h 后，观察细胞，如大部分细胞贴壁，可进行换液，去除上清中死细胞及未贴壁细胞。

9）3～19 天，细胞开始生长。镜下观察，腺鳞癌细胞呈上皮样，小细胞癌细胞圆且小。

10）100 天内，观察细胞生长覆盖达 50% 以上，并观察到细胞层上堆积有圆形细胞重叠生长，可以进行传代。

11）培养在半年时间内，在较低代数冻存细胞，并进行命名；如有成纤维细胞，按前述方法进行去除。

12）按前述方法进行生物学特性检测。

（王　　韵）

实验二　肿瘤细胞迁移和侵袭功能的体外观察实验

【实验目的】

了解体外观察肿瘤细胞迁移和侵袭功能的实验内容和实验原理，掌握细胞迁移和侵袭实验的准备过程，基本操作以及注意事项，使用划痕实验 /Transwell 实验检测体外培养的肿瘤细胞迁移和侵袭的能力。细胞划痕实验与 Transwell 实验的基本原理：

1. 细胞划痕实验（wound healing）　　是体外测定细胞迁移运动和修复能力的常用方法，类似体外伤口愈合模型。在体外培养皿或平板培养的单层贴壁细胞上，使用枪头或其他硬物在细胞生长的中央区域划线，去除中央区域的细胞；随后再继续培养细胞至一定时间（通常为 24、48、72h 不等），取出细胞培养皿或板，观察周边细胞是否迁移至中央划痕区，并比较不同组间的划痕区内细胞数目或修复面积，以此判断细胞的迁移与修复能力。

2. Transwell 实验　　是体外检测细胞侵袭能力的常用方法，通过将 Transwell 小室放入培养板中，小室内形成上室，而培养板内形成下室。上下室的培养液以聚酸脂膜相隔，由于其具有通透性，下层培养液中的成分能诱导上室中的细胞向下室运动。在细胞侵袭实验中，聚酸脂膜上有 0.1～12.0μm 大小不等的孔径，膜上铺上一层 Matrigel。Matrigel 是从小鼠肉瘤中提取的成分，其中含有黏连蛋白、IV 型胶原、接触蛋白和肝素硫酸多糖，能够在 DMEM 培养基中重建，形成与天然基质膜类似的膜结构。因此，在含有 Matrigel 的小室中，上室中的细胞进入下室，必须通过分泌水解酶和变形运动来分解膜结构并穿过聚酸脂膜，这一过程与肿瘤细胞体内侵袭发生的机制类似，故可用来检测体外培养的肿瘤细胞的侵袭能力。孔径小于 3.0μm，细胞不会迁徙通过，一般用于共培养体系。上室细胞穿膜进入下室可用 5.0、8.0、12.0μm 孔径的膜。

【实验对象】

体外培养的 U87 人恶性胶质瘤细胞系。

【器材和试剂】

倒置显微镜，普通光学显微镜，DMEM 高糖培养基，胎牛血清，PBS，胰酶，甲醇，结晶紫染液，离心管，六孔培养板，二十四孔板，Transwell 小室，Matrigel。

【步骤和项目】

1. 划痕实验

1）先用 marker 笔在六孔板背后，依托直尺均匀地划横线。横线间隔 0.5～1cm，横穿过孔，每孔至少穿过 5 条线。

2）在孔中加入（5～10）×10^5 个细胞，具体数值因细胞种类而异，使细胞接种隔天融合率达到 90%～100%。

3）第二天用枪头或其他硬物垂直于后背的横线划痕，枪头要垂直，不能倾斜。

4）PBS 漂洗 3 次，去除悬浮细胞，加入无血清培养基。

5）放入培养箱中继续培养，以 0、12、24、48、72h 为时间点拍照。24h 后 U87 细胞已经铺满划痕区域，表明细胞具有很好的迁移功能（图 4-1）。

6）用 ImageJ 打开图片后随机划取 6 至 8 条水平线，记录划痕区两端细胞间平均距离。

2. Transwell 实验

1）用 BD 公司的 Matrigel 按 1 : 8 稀释（根据细胞 MMP 表达水平进行调整），包被 Transwell 小室底部膜的上室面，置 37℃中孵育 30min，使 Matrigel 聚合成凝胶。使用前进行基底膜水化。

2）制备细胞悬液前使用无血清培养基培养细胞 12～24h 后（去除血清对细胞的影响），加入胰酶消化并收集细胞，离心后用无血清培养基重悬，调整细胞密度至 5×10^5/ml。

3）接种 100μl 细胞悬液于 8.0μm 或 12.0μm Transwell 小室中，24 孔板下室加入 600μl 含 20% 胎牛血清的培养基。

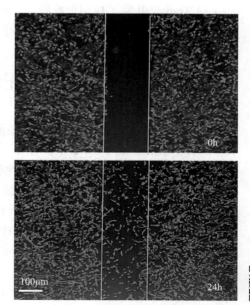

图 4-1 培养 U87 细胞划痕实验对照图
（可观察到 24h 后有细胞迁移入划痕区内）

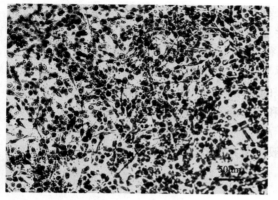

图4-2　培养48h小室下层的染色图
（可见较多染蓝紫色的细胞，提示U87有较强的侵袭能力）

4）培养箱中孵育24～48h后（依据细胞侵袭能力而定），取出Transwell小室，弃去孔中培养液，用无钙的PBS洗两遍，甲醇固定30min，风干。

5）0.1%结晶紫染色20min，用棉签轻轻擦掉上层未迁移细胞后，用PBS洗三遍。

6）400倍显微镜下随即五个视野观察细胞，记录细胞数量（图4-2）。

【实验要求】

使用细胞划痕实验、Transwell实验检测体外培养的肿瘤细胞迁移和侵袭的能力并做统计分析。

【注意事项】

1）划痕实验中，PBS漂洗时要贴壁缓慢加入，以免冲散细胞。

2）为避免血清影响，划痕实验/Transwell实验常采用无血清或含2%胎牛血清的培养基。

3）划痕实验中垂直划线时，与横线的交点可以作为观察点，便于后续记录。

4）Transwell实验中，Matrigel易凝固，操作所需枪头和离心管应提前4℃预冷；同时铺胶时要保证液面水平，无气泡。

5）Transwell实验中，下层培养基和小室中常易产生气泡，出现气泡时，下层培养液的趋化作用会减弱甚至消失。因此，一旦发现气泡，要将小室提起，去除气泡，再放回培养板中。

【思考题】

1）细胞划痕实验/Transwell实验为什么要用无血清或含2%胎牛血清的培养基？

2）Transwell除了检测细胞侵袭，还可用于哪些细胞模型？

（李红丽）

实验三　小鼠造血干细胞分离培养与集落形成实验

【实验目的和原理】

造血干细胞（HSC）具有自我更新能力和多向分化潜能，是分化产生血液中各种血细胞成分的种子细胞。成年HSC主要存在于红骨髓，早期研究主要采用从骨髓分离单个核细胞，短时培养后利用造血干细胞不易贴壁性状进一步进行克隆纯化培养；单个核细胞的获取主要基于密度梯度原理，利用血液中各种细胞的密度不同进行分离。较长一段时间内，CD34抗原被作为HSC特异标记分子而被用于HSC分选和鉴定，十余年伴随对HSC异质性属性的认识，更多特异性强并代表更为早期HSC的表面标志分子被发现，如通过对小鼠及人成体HSC免疫表型的分析，标记分子Lin^-/$c\text{-}kit^+$/$Sca\text{-}1^+$被认为是小鼠HSC的代表性表型。

在此基础上，基于抗原抗体结合，一种途径是应用多重免疫荧光标记方法对来自骨髓等的细胞悬液样本进行染色标记，然后通过流式细胞仪分选获取Lin^-/$c\text{-}kit^+$/$Sca\text{-}1^+$的HSC群体；另一途径是通过商品化的免疫磁珠法，如将细胞悬液样本与磁珠标记的Sca-1或c-kit等抗体进行孵育，样本中的HSC与磁珠标记的抗体结合，流经磁场中的免疫磁性吸附柱，未与磁珠结合的细胞随缓冲液留出，与磁珠结合的 Sca-1$^+$ 或 c-kit$^+$ 细胞被留置于吸附柱中，将吸附柱移出磁场后用缓冲液冲洗即可获得纯化的 HSC。无菌条件下获得的上述 HSC 可在离体再进行培养；利用 HSC 的多向分化特性，在特定诱导条件下，HSC 可定向特定谱系血细胞分化，在半固体培养基上形成一个个的克隆，即集落。

本实验旨在学习传统 HSC 分离培养方法及分化中的集落形成实验，这是 HSC 进一步分选纯化及表型分析的基础，可以加深学生对 HSC 干细胞属性的理解。

【实验对象】

C57 小鼠。

【器材和试剂】

常用小动物手术器械，CO_2 培养箱，倒置相差显微镜，台式离心机，无菌培养皿，24 孔培养板，无菌离心管，无菌包装 100～200 目筛网，75% 乙醇，PBS，IMDM 培养液，淋巴细胞分离液（1.077g/ml），胎牛血清，高糖 DMEM 培养基，青 - 链霉素，甲基纤维素半固体培养基，2- 巯基乙醇，马血清，牛血清白蛋白（BSA），促红细胞生成素（EPO），干细胞因子（SCF），白介素 3（IL-3），白介素 6（IL-6），粒细胞巨噬细胞集落刺激因子（GM-CSF），粒细胞集落刺激因子（G-CSF）等。

【实验步骤】

1. 骨髓单个核细胞的分离纯化及体外培养　　小鼠骨髓单个核细胞的分离：将小鼠脱白处死后置于 75% 乙醇浸泡约 5min，无菌条件下分离出小鼠的股骨；尽量去除骨表面附着的组织，吸取 10ml 的 IMDM 培养液，用针头在股骨干骺端钻孔，股骨另一端切开，冲洗骨髓腔，将骨髓细胞吹至培养皿内；用细口径吸管反复轻柔吹打成细胞悬液，150 目筛网过滤，收集过滤的细胞悬液。

在离心管中加入适量淋巴细胞分离液（Ficoll，比密度 1.077），将等体积的骨髓细胞悬液沿管壁缓慢加至分离液面上，尽量保持界面清晰，20℃下 2000r/min 离心 10min；取分离液和最上层 IMDM 液间的白色云雾层狭窄带，加入 4～5ml PBS，1500r/min 离心 10min，洗涤细胞两次，即得到单个核细胞。

体外培养：重新制备细胞悬液，以 $1×10^5$/ml 密度种植于含 10% 胎牛血清和 10% 马血清的 IMDM 培养基（含青霉素、链霉素各 100U/ml）中，每孔 1ml 接种于 24 孔板，置 5%CO_2、37℃饱和湿度培养箱中悬浮培养；也可进行无血清培养，用无血清高糖 DMEM 培养基，将细胞以 $1×10^5$/ml 接种于 24 孔板中，添加重组干细胞因子（SCF）50ng/ml，白介素 3（IL-3）50ng/ml，白介素 6（IL-6）50ng/ml，均置于 37℃、5%CO_2 饱和湿度培养箱中培养。

2. 骨髓单个核细胞的磁珠分选纯化及体外培养　　以 c-kit$^+$ 小鼠骨髓 HSC 的获取为例：标记 CD117 microbeads 溶液，于 10μl 体积密度为 10^8/ml 骨髓单个核细胞冰上孵育 20min，1ml PBS 重悬细胞，1500r/min 离心 5min，弃上清液，1ml PBS 重悬细胞。固定分选磁极于支架上，将 c-kit 分离柱固定在分选磁极上，500μl PBS 润洗分离柱，待 PBS 流尽后，加入上述细胞悬液，待细胞悬液流尽后，500μl PBS 洗分离柱 3 次，最后去除分选磁极，1ml PBS 推洗分离柱两次，将推下的细胞计数，1500r/min 离心 5min，弃上清液。

3. 离体集落形成实验　　将骨髓单个核细胞悬液以 $1×10^4$/ml 密度接种于甲基纤维素半固体培养基中，24 孔培养板每孔 0.5ml，在 5%CO_2、37℃饱和湿度条件下培养 14d 后进行集落计数，以含 50 个细胞以上的细胞团为一个集落。

甲基纤维素半固体培养基含 2- 巯基乙醇 1.45×10^{-2}mol/L，体积分数 0.3 马血清，体积分数 0.01 牛血清白蛋白（BSA），促红细胞生成素（EPO）1U/ml，干细胞因子（SCF）50ng/ml，白介素 3（IL-3）50ng/ml，粒细胞巨噬细胞集落刺激因子（GM-CSF）20ng/ml，粒细胞集落刺激因子（G-CSF）20ng/ml，甲基纤维素 9mg/ml，青 - 链霉素 100U/ml。

两周后在倒置相差显微镜下观察，多孔板内常见到数十个小圆形细胞形成的细胞团即集落（图 4-3），悬浮培养的细胞一定时间后也可形成细胞聚集的集落，添加细胞因子的培养体系中集落数量明显较多。

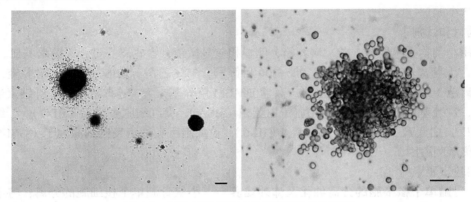

图 4-3　相差显微镜下 HSC 培养形成的集落

【实验要求】

1）获得小鼠骨髓单个核细胞悬液。

2）在半固体培养基形成血细胞集落并观察记录。

【注意事项】

1）全程需注意无菌操作，磁珠或流式细胞仪分选均增加污染机会，本实验中可直接用骨髓单个核细胞进行集落培养。

2）无血清培养能更好保持 HSC 干细胞属性，但细胞存活难度更大。

3）在集落形成过程中，不同组合的细胞因子诱导条件，形成的集落细胞组成有所不同。

【思考题】

1）什么是造血干细胞？它有什么特性？

2）目前有哪些常用的造血干细胞标记分子？

3）如何理解造血干细胞的异质性？

（杨　忠）

实验四　大鼠原代神经干细胞体外增殖与分化培养的形态学观察

【实验目的】

神经干细胞（neural stem cell，NSC）是存在于神经系统中的一类具有自我更新能力、高增殖潜能以及具有多向分化潜能的细胞群。NSC 可分化成神经元、少突胶质细胞和星形胶质细胞以提供大量脑组织细胞的细胞群。研究证实，在脑脊髓等所有神经组织中，不同神经干细胞类型产生的子代细胞种类及分布不同。在大脑中有少量干细胞持续存在到成年期，这为修复受损的大脑提供了一种可能的新细胞来源。开展 NSC 的体外培养、诱导定向分化的生物学研究及其在临床上的应用已成为神经科学的研究热点。本实验旨在掌握 E14d 大鼠 -P3 新生乳鼠 NSC 体外分离培养方法，并对其进行诱导分化前后的免疫荧光鉴定，希望为 NSC 发育分化等相关研究提供实验依据，并为神经系统退行性疾病的治疗提供实验基础。

【实验对象】

SD 大鼠胚胎 14 天后至新出生 3 天内的乳鼠。

【器材和试剂】

1. 常用器材　　常用动物手术器械，CO_2 培养箱，一次性无菌培养皿，无菌离心管，倒置相差显微镜，荧光显微镜。

2. 常用试剂　　75% 乙醇，DMEM/F12 培养液，青霉素 - 链霉素溶液，胎牛血清（FBS），B27 细胞培养添加剂，碱性成纤维细胞生长因子（bFGF），表皮生长因子（EGF），兔抗 Nestin 抗体，鼠抗 GFAP 抗体，羊抗 MAP2 抗体，对应荧光二抗，0.01%PBS，DAPI。

神经干细胞增殖培养液的配制：DMEM/F12 培养液，青霉素 - 链霉素溶液（100×），b27（50×），bFGF（5000×），EGF（5000×）。

神经干细胞分化培养液的配制：1%～10%PBS，DMEM/F12 培养液，青霉素 - 链霉素溶液（100×），b27（50×）。

【实验步骤】

1. 神经干细胞的分离培养　　取 3 天以内 SD 乳鼠，剥离大脑组织，放入装有无菌的 0.01mol/L PBS 的培养皿内。在立体显微镜下剥除脑膜及表面血管组织后，放入装有无菌的 0.01mol/L PBS 的新皿中漂洗。将剥好的脑组织移入新皿中，在超净台内用手术剪或手术刀反复将脑组织切碎，加入 0.25% 胰酶细胞消化液 1～2ml，移液枪吹打消化 2min；滤网过滤，除去纤维和块状组织。过滤后细胞用含有 10%PBS 的 DMEM/F12 培养液 5ml 终止胰酶消化。细胞悬液吸入离心管中，1400r/min 离心 5min，弃上清。加入 5～8ml 无菌 0.01mol/L PBS 重悬漂洗细胞，1400r/min 离心 5min，弃上清。加入 1～2ml 神经干细胞增殖培养液重悬细胞，按 $1×10^6$/ml 的培养密度接种到新皿中，最终每皿可加 6～8ml 神经干细胞增殖培养液，并置入 37℃，5%CO_2 培养箱中培养。培养 12～24h 后，轻轻将培养液吸入离心管中，1400r/min 离心 5min，弃上清。避免吸出贴于培养皿底部的细胞。加入 6ml 神经干细胞增殖培养液重悬细胞，移入培养皿中培养。此后，可 3 天换液 1 次保持神经干细胞增殖培养，显微镜下观察神经干细胞增殖状态。如培养 3～4 代后，换为神经干细胞分化培养液培养，则可观察到分化细胞形态。

2. 实验结果观察

（1）神经干细胞的形态学观察　　在倒置相差显微镜下观察原代培养换液后第 1 代细胞培养 1d 时，多数细胞为单个散在分布，细胞小而透明，呈现圆形或椭圆形，没有细胞突起，折光性较好。培养 2d 后，可观察到由十几个到几十个细胞聚集形成的球形集落，称神经球，呈悬浮生长，并随着培养天数的增加细胞球增大。及时进行细胞传代，可在培养基中保持生长状态较好的单细胞和呈不规则形状的小细胞团。长时间培养，如培养 7d 后，可见悬浮于培养液中细胞球数量逐渐增多，体积明显增大，由数十个甚至上百个细胞组成；部分神经球体积过大时，中心细胞因营养不良而颜色发黑，且在培养皿底部可见细胞碎片增多，死亡细胞增多。如能够及时传代，部分呈分裂象的细胞则可逐渐形成诸多细胞构成的细胞球。

（2）神经干细胞的鉴定　　采用免疫荧光染色法，选择培养状态较好的神经团，44% 多聚甲醛固定，PBS 漂洗，对细胞进行神经干细胞特异抗原 Nestin 鉴定，培养出来的神经干细胞呈 Nestin 阳性表达。

（3）神经干细胞的诱导分化及鉴定　悬浮的细胞在分化培养基（培养基去掉 EGF 和 bFGF，并加入 10% 的血清）中培养 1d 后，悬浮的细胞逐渐贴壁生长，形态也由简单向多样化转变。经 GFAP、MAP2 免疫荧光染色方法鉴定后均有细胞呈阳性表达，说明部分神经干细胞已分化为神经元和神经胶质细胞（图 4-4）。

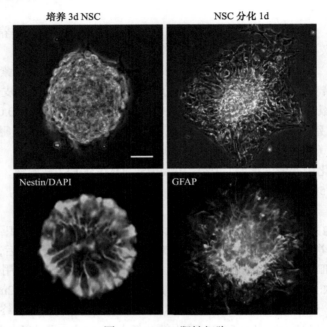

图 4-4　GFAP 阳性细胞

【实验要求】
1）熟悉神经干细胞的分离与培养过程。
2）掌握神经干细胞的免疫荧光染色鉴定法。

【注意事项】
1）神经干细胞的分离过程要注意无菌操作。
2）神经干细胞的培养需要 2～3 天进行一次换液。

【思考题】
1）神经干细胞分化成神经元及神经胶质细胞后，各具有什么功能？
2）除神经干细胞，神经系统中还有哪些种类干细胞？它们与神经干细胞有哪些区别？
3）神经干细胞目前在基础和临床研究中有哪些应用？

（李红丽）

实验五　鸡胚背根神经节轴突损伤实验

【实验目的】
轴突再生是目前神经再生领域的研究热点，运用体外分离及培养的鸡胚背根神经节

（dorsal root ganglia，DRG），实施机械划断轴突后，建立体外轴突损伤及再生模型，可用于研究神经营养因子、神经再生抑制物、促再生药物等。

由于鸡受精卵在体外发育过程清楚，鸡胚整胚、器官组织和细胞都可在体外培养，故鸡胚成为发育生物学、药理学、肿瘤学、神经科学和免疫学等研究胚胎发育重要基因功能领域中一个较理想的实验模型系统。鸡胚还能作为研究肿瘤新生血管形成、肿瘤侵袭和远处脏器转移以及抗肿瘤药物作用机制研究的有力工具。本实验涉及的 DRG 在鸡胚发育过程中可作为组织进行移植，也可直接用于分离神经细胞。DRG 从神经嵴发育而来，属于周围神经系统。分离培养的 DRG 是研究神经再生、慢性疼痛等的经典模型。实验涉及解剖镜下的无菌操作、胚胎解剖、组织接种等技术。组织培养一般需要对培养器皿表面进行特殊处理，模拟细胞在体内的生存环境。细胞外基质是机体中细胞赖以生存的局部微环境。进行体外组织培养时，用基质包被培养器皿表面后能改善其表面特性，更易于与细胞膜表面的特异受体结合，从而促进细胞黏附、贴壁、增殖和分化。常见的培养用基质包括鼠尾胶原、多聚赖氨酸、明胶、层黏连蛋白等，现有商品化的基质（如 Hydrogel 和 Matrigel）也可满足部分实验的需求。本实验重点介绍鼠尾胶原的自制方法，以及将其用于 DRG 体外培养的方法。

【实验对象】

正常的鸡受精卵，发育期为孵化后 9 天（E9）的鸡胚。

【器材和试剂】

$NaHCO_3$，盖玻片，直径 35mm 的培养皿，$0.22\mu m$ 孔径的滤膜，手术器械（包括手术刀，组织剪两把，有齿镊、无齿镊、眼科小剪刀、眼科弯镊、眼科直镊、小弯止血钳各 1 把），玻璃吸管，50ml 和 200ml 烧杯各 1 个，生理盐水，0.1% 醋酸溶液，酒精棉球，无菌 6 孔培养板，D-Hank's 液，DMEM/F12 培养液，胎牛血清，B27 无血清添加剂，恒温水浴锅，CO_2 培养箱，pH 计，纯水，冰箱，细胞培养超净工作台，解剖体视显微镜，倒置相差显微镜等。

【实验步骤】

1. 鼠尾胶原制备详细步骤 取 2 根大鼠尾巴洗净，75% 乙醇浸泡 30min 消毒；在超净工作台上，将鼠尾剪成 2cm 的小段，去掉皮毛后用止血钳抽出白色的尾腱，尾腱用 1×PBS 浸泡漂洗，放入 35mm 培养皿中称重后剪碎，再转移至 200ml 三角烧瓶中，按 1：50 的比例加入 0.1% 消过毒的醋酸溶液；振摇烧瓶使尾腱分散于醋酸溶液中，4℃放置并不时振荡；48h 后 4℃离心 30min，4000r/min，上清即为鼠尾胶原溶液。吸取上清分装后 −20℃保存，使用前需预先在室温下解冻。

2. 盖玻片包被 6 孔板每孔可放入 4 片 $1cm^2$ 的盖玻片，取鼠尾胶原溶液，按 2ml/孔加入 6 孔板中，充分摇匀铺满整个细胞培养器皿底部，液面完全覆盖盖玻片。将 6 孔板放入 37℃培养箱中静置 12h 后取出，用 PBS 溶液清洗 3 遍，置于 4℃条件下备用或直接使用。

3. DRG 摘取与接种 选取孵育 9～10 天的鸡受精卵，用 70% 乙醇棉球消毒鸡受精卵外表面，将其钝端向上放于 50ml 小烧杯内。在超净台内，用无菌镊打破卵壳，剥离卵壳直到气室边缘。重新消毒镊子并冷却后，用镊子剥离白色壳膜，用弯镊子沿卵壳内侧探入，轻轻夹住鸡胚头部下方，提出胚胎放入盛有预冷 D-Hank's 液的玻璃培养皿。剪去鸡胚头部，将胚胎腹部向上，沿腹中线剪开并去掉内脏。用 D-Hank's 液漂洗体腔，解剖镜下去掉脊柱上的黏附组织。用微簧剪刀和细镊子从脊髓上摘下 DRG，放入另一个盛有 D-Hank's 液的

35mm 培养皿中，剔除外膜后剪碎。立体显微镜下用镊子夹取组织块接种到涂有鼠尾胶原的盖玻片上，每片接种 3～4 个组织块。接种后滴加少量培养液（含 10% 胎牛血清的 DMEM/F12 培养液）盖住组织块，培养箱中常规培养，少量培养液可防止漂浮，促进组织贴壁。贴壁 1h 后 6 孔板每孔补充 2ml 培养液继续培养，24h 后全量换液为无血清培养基（用 B27 无血清添加剂代替胎牛血清，减少胶质细胞增殖）。培养箱条件为温度 37℃，湿度 95%，5%CO$_2$。

4. 周围神经轴突损伤模型的制作　　DRG 组织培养 7 天后，在立体显微镜下用解剖针在组织块周边划线，纵横各划两条，剥去轴突远端，继续使用无血清培养基＋B27 进行培养。损伤后不同时间点观察轴突再生情况，拍照后可以用软件进行测量。DRG 神经元可用 MAP2 免疫组化标记，Alexa Fluor488 标记荧光二抗显示，具体方法见免疫组织化学法。

【实验观察】

使用倒置相差显微镜观察鸡胚 DRG 组织块。选择培养 1 天、7 天以及划断后再生的神经轴突进行观察。把显微镜光圈开小，视野稍暗一点。先低倍镜观察，可见组织块周围有折光，组织块略微透明，表示组织存活度好。如果组织块整个发黑则表示组织细胞活性不好。体外无血清培养 7 天后组织块四周可见神经元轴突长出，即可实施机械划伤。显微镜下机械划断轴突后，可以完全清除划断轴突的远端，24h 后即可见明显的轴突再生（图 4-5～图 4-8）。在无血清培养基＋B27 中继续培养，不仅可以看到周围神经轴突的再生，还可以有效抑制胶质细胞的生长，该体外模型适用于轴突再生的研究。

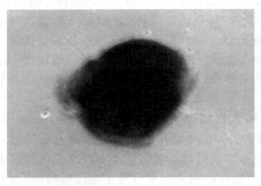 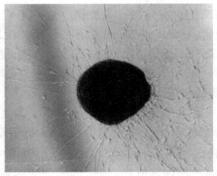

图 4-5　低倍镜下观察刚接种的 DRG　　　图 4-6　低倍镜下观察长出轴突的 DRG

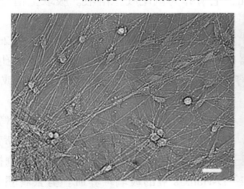 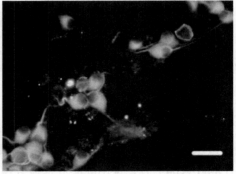

图 4-7　高倍镜下 DRG 神经元轴突　　　图 4-8　高倍镜下 MAP2 阳性 DRG 神经元

【实验要求】

1）掌握鸡胚背根神经节的分离及培养技术。

2）了解周围神经轴突损伤模型的制作要点。

3）了解鸡胚在科学研究领域的应用。

【注意事项】

1）鸡胚背根神经节 DRG 摘取分离过程与接种的无菌操作；鼠尾胶原制备以及包被过程容易造成污染，注意每一步的消毒和无菌操作。

2）周围神经轴突损伤实验操作时，立体显微镜下划伤轴突的距离不易离 DRG 组织太远，以免轴突生长不够长而造成划伤效果不好。

3）免疫染色鉴定时，漂洗和孵育时注意轻柔，防止 DRG 组织脱落。

【思考题】

1）请举例说明目前鸡胚在生物医学中能有哪些应用？

2）背根神经节 DRG 属于哪类神经细胞？其摘取分离能获得什么细胞？

3）请阐述目前轴突损伤后再生的相关机制是什么？

（邓其跃，李红丽）

实验六　缺氧对斑马鱼胚胎发育的影响

【实验目的】

掌握斑马鱼胚胎发育缺氧模型的构建。斑马鱼（zebranfish，*Danio rerio*）是经典的模式生物，由于具有饲育容易、体外受精、胚胎透明、突变种多、遗传学工具成熟等诸多优点，已成为研究脊椎动物发育与人类遗传疾病的新兴模式动物。斑马鱼胚胎发育的基本过程可划分为七段时期，合子期（0～0.75h）、卵裂期（0.75～2.25h）、囊胚期（2.25～5.25h）、原肠期（5.25～10h）、体节期（10～24h）、咽囊期（24～48h），以及孵化期（48～72h）。这七段时期是受精后 3 天内的主要发育过程。发育时期的下一个划分单位是分期（stage），分期的命名是利用斑马鱼活体胚胎的透明性，以体视显微镜下观察活体胚胎形态学特征为依据来进行的，为发育学研究提供了准确度。

缺氧在胚胎发育、生理和病理反应中起重要作用，在多学科领域都有涉及。氧是保证各种生命活动最基本和最重要的因素，人类胚胎、大鼠及小鼠胚胎发育中均存在低氧区，体内对低氧的重要调节因子包括低氧诱导因子 -1（hypoxia-inducible factor-1，HIF-1）。HIF-1 是由 α、β 两个亚单位形成的异源二聚体，其中 HIF-1α 受低氧调节，通过与靶基因（VEGF、EPO 等）特定 DNA 序列结合而调控它们的转录。对低氧和 HIF-1 的研究主要由 HIF-1α 的变化指标来体现，最终发育结果是一系列基因按照高度特异的时空模式表达并相互作用的结果，VEGF、EPO 等分子的水平显著降低可能导致胚胎停止发育。本实验通过斑马鱼缺氧模型的构建，了解缺氧对胚胎发育的影响。缺氧模型采用向水里通入氮气并通过溶氧仪测量水中溶解氧浓度，待达到所需氧浓度后再封闭容器。低氧组水中的溶解氧浓度在 0.5mg/L 左右，正常对照组水中的溶解氧浓度在 7.5mg/L 左右。

【实验对象】

AB 野生型斑马鱼，购自国家斑马鱼资源中心（中国科学院武汉水生生物研究所），在水温 28℃、14h 光照 /10h 黑暗交替循环的恒温鱼房培育饲养。

【器材和试剂】

斑马鱼养殖单元（爱生科技），产卵盒，体视显微镜（Olympus），便携式溶氧仪（Seven2GO S9），氮气罐，缺氧盒（参考专利产品 ZL201420468895.7），Cell Strainer（ThermoFisher），HIF-1α 原位杂交试剂盒（武汉博士德）。

【实验步骤和技术要点】

1. 搭建斑马鱼的胚胎缺氧装置　缺氧盒的顶盖在放入斑马鱼后是可以密封的（图 4-9），只在侧面近顶端留 2 个进气孔和 2 个出气孔；在通入氮气的导管末端添加气泡石，向水中通入氮气以降低溶解氧浓度，用溶氧仪测定达到低氧水平后盖紧盒盖。

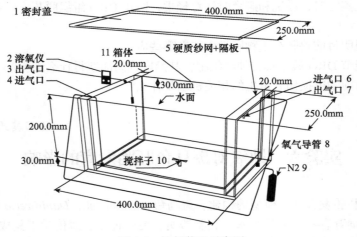

图 4-9　缺氧装置示意图

2. 斑马鱼缺氧模型　取健康、性成熟的斑马鱼，于前一天系统关灯前将雌雄斑马鱼按 1:2 的比例放入产卵盒，水平面高于产卵格底面 3cm。次日系统灯亮的时候先给产卵盒换水，随后拿掉隔离挡板。在光照刺激下，雄鱼开始追逐雌鱼完成交配和产卵，1h 后收集受精卵放入一个标记好的 Cell strainer 中（约 100 枚卵），将两个 strainer 对扣在一起，用橡皮筋捆紧后迅速放入缺氧盒中。缺氧不同时长后取出即获得斑马鱼缺氧胚胎。成年斑马鱼直接放入缺氧盒即可。

【实验观察】

1. 成年斑马鱼行为学观察　成年鱼缺氧前后游泳速度无显著改变，运动时间显著减少；缺氧后，成鱼在上层活动的时间显著增加；符合鱼的生活习性，说明水中缺氧环境稳定，模型构建成功（图 4-10）。

2. 发育期斑马鱼胚胎观察　由于缺氧会导致胚胎发育，大部分胚胎将在不同发育期死亡，我们重点观察形态变化最明显的体节期。正常发育的斑马鱼胚胎在体节期（10～24h）发生的形态学变化：体节发生、器官原基可见、尾芽更为显著、胚体延长（图 4-11）、AP（anterior-posterior，前后）和 DV（dorsal-ventral，背腹）轴变得明确、第一次出现细胞发生形态分化以及胚体开始运动。

（1）体视显微镜下观察正常发育的斑马鱼胚胎

1）10.7h，图 4-11A.a 中箭头示第 2 体节后界，此期第 1 体节正在形成前界。

2）16.5h，图 4-11A.b 中箭头示 Kupffer 囊。

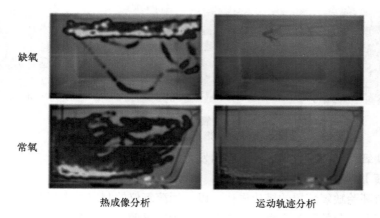

图 4-10 缺氧及常氧下成年斑马鱼在水中的活动记录

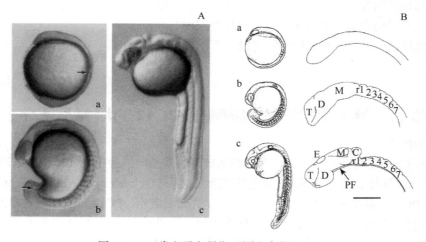

图 4-11 正常斑马鱼早期不同发育期的胚胎

3）24h，左侧观，脑有明显纹路，黑素形成开始，但在此低倍镜下尚不明显。

（2）体节期脑原基示意图（图 4-11B）

1）12h 尚不见形态学分化（图 4-11B.a）。

2）18h 约发育出 10 个神经元节——端脑（T）、间脑（D）、中脑（M），以及约 7 个后脑菱脑节（r1～r7）（图 4-11B.b）。

3）24h 松果体（E）可见于间脑顶中线，间脑腹侧随下丘脑原基而扩张，背侧中脑或称顶盖（M）此时与腹侧中脑或称被盖分离，小脑（C）在中 - 后脑边界区域显著，底板（PF）在腹中线延伸，直达前脑（但并不包括前脑）（图 4-11B.c）。比例尺＝200μm。

缺氧后明显减缓胚胎发育，使胚胎发育畸形率升高。无头畸形与人类神经管前神经孔闭合缺陷类似，多发生于胚胎持续缺氧 24h 之前的胚胎；缺氧 36h 的畸形胚胎，多数心脏有异常膨大，可能是循环系统发育过程中受缺氧影响产生的代偿性反应（图 4-12）。

【实验要求】

1）熟悉斑马鱼胚胎发育的七段时期及培养过程。

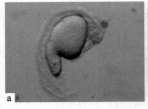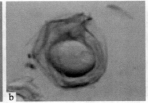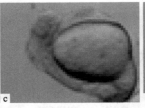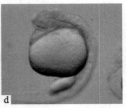

图 4-12 缺氧后异常发育的胚胎
a. 心脏膨大；b. 无头畸形；c. 无尾畸形；d. 躯干弯曲畸形

2）掌握缺氧模型的建立和斑马鱼胚胎发育的形态特征。

【注意事项】

1）斑马鱼胚胎缺氧装置的搭建操作，以及用溶氧仪的测定操作规范。

2）发育期斑马鱼的胚胎观察，及缺氧后胚胎发育畸形的判断。

【思考题】

1）斑马鱼胚胎发育的七段时期的时间划分是怎样的？各具有什么特征？

2）斑马鱼目前在基础和临床研究中有哪些应用？

3）请阐述缺氧对斑马鱼胚胎神经系统发育的影响是怎样的？

（邓其跃，李红丽）

实验七　肾上腺嗜铬细胞瘤细胞 PC12 的培养及诱导分化

【实验目的】

掌握微贴壁细胞传代及培养，了解神经系统细胞系诱导成为神经元模型的原理。PC12 细胞是一种来自大鼠肾上腺髓质嗜铬细胞瘤的克隆细胞系（the male rat adrenal pheochromocytoma cell-derived PC12 cell line，简称 PC12）。在正常情况下培养，PC12 细胞不仅在形态上，而且在生理及生化的多方面都与肾上腺髓质细胞相似。体外培养中，PC12 细胞大部分成团状悬浮、半贴壁形态；少部分形状不规则。生长过程中为疏松贴壁，有多细胞聚集体特性，可分泌儿茶酚胺。PC12 细胞表达 NGF 受体，培养液中加入神经生长因子（NGF）后，PC12 细胞在形态上向神经元分化，并伴有生理及生化方面的变化，最终导致 PC12 细胞呈现神经元样的功能。因其具有可传代培养的特点，作为神经元细胞模型广泛用于神经生理、病理及药理方面的研究。本实验介绍 PC12 细胞培养及诱导分化的技术要点。

【实验对象】

购自 ATCC 细胞库的 PC12 细胞株。

【器材和试剂】

参考常规细胞培养技术，RPMI-1640（GIBCO，货号 31800022，添加 NaHCO$_3$ 1.5g/L，glucose 2.5g/L，sodium pyruvate 0.11g/L），热灭活马血清，优质胎牛血清，胰蛋白酶，盖玻片，6 孔板，anti-MAP-2 抗体，荧光二抗，Hoechst。

【实验步骤】

1. 细胞复苏　将含有 1ml 细胞悬液的冻存管在 37℃水浴中迅速摇晃解冻，转移入含 4ml 培养液的离心管中混合均匀，1000r/min 离心 4min，弃去上清液，补加 2ml 培养基后吹匀。然后将所有细胞悬液加入培养瓶中培养过夜，第二天换液并检查细胞密度。

2. 细胞传代　　如果细胞密度达 70%～80%，即可进行传代培养，步骤如下：

1）PC12 为微贴壁细胞，传代时要收集培养上清，1000r/min 离心 4min，弃去上清液，再用不含钙、镁离子的 PBS 润洗一次，再次离心后加入少量培养液以备传代。

2）仍然贴壁的细胞直接在培养瓶中轻柔润洗一次，弃上清后再加 2ml 消化液（0.25% 胰蛋白酶）于培养瓶中，置于 37℃培养箱中消化 1～2min，然后在显微镜下观察细胞消化情况；若细胞大部分变圆并脱落，迅速拿回操作台，加少量含血清培养液终止消化，1000r/min 离心 4min，弃去上清液，加入少量培养液以备传代。

3）按 6～8ml/瓶补加培养基至新的培养瓶，合并 1）和 2）得到细胞悬液，将细胞悬液按 1∶4～1∶2 的比例分到新的含 8ml 培养液的新培养皿或者培养瓶中。完全培养液为含有 10% 马血清和 5% 胎牛血清的 1640 培养液。

3. 细胞冻存　　为避免反复传代造成 PC12 细胞特性发生改变，当细胞生长状态良好、细胞密度达 70%～80% 时，可进行细胞冻存。

1）细胞冻存时，按照传代步骤收集微贴壁细胞和贴壁细胞，按每瓶加入 2ml 完全培养基，可使用血球计数板计数。

2）1000r/min 离心 5min 去掉上清，细胞用血清重悬浮，加 DMSO 至最终浓度为 10%。加入 DMSO 后迅速混匀，按每管 1 毫升分配到冻存管中，注意冻存管提前做好标识。建议按每个冻存管细胞数目大于 $1×10^6$ 个细胞冻存。

3）将冻存管进行梯度降温，4℃ 30min，−20℃ 30min，−80℃ 2h（或过夜），再转入液氮罐储存。记录冻存管位置以便下次拿取。

4. NGF 诱导 PC12 分化　　PC12 细胞传代后培养 24h，随后收集未分化 PC12 细胞接种于 6 孔板中，细胞密度约为 $4×10^4$/ml。将细胞分为诱导组和对照组，诱导组的培养液中加入 NGF（50ng/ml）后继续培养，对照组仅加完全培养液。随后观察 PC12 细胞培养不同时间（1～6d）的细胞形态学变化，并拍照记录。PC12 细胞分化以后形态由多角不规则形转变为多突起的神经元样形态，从微贴壁成团生长转变为贴壁生长，已经分化的 PC12 细胞可以用神经元的标记物（如 MAP-2）来进行免疫组化鉴定。

【实验观察】

1. 培养 PC12 细胞观察　　正常培养的未分化 PC12 细胞为微贴壁细胞，细胞呈不规则的多角形，细胞边缘折光好。细胞增殖后呈团簇状，有的细胞团轻摇可脱落，换液和传代时不能直接倾倒培养液，以免将贴壁不牢的细胞团倒出。由于 PC12 细胞的生长特性，细胞传代可在铺满整个培养皿的底部，传代比例 1∶4～1∶3。

2. 诱导分化 PC12 细胞的观察　　PC12 细胞传代后培养 1d 即可开始诱导，细胞密度低有利于观察 PC12 细胞贴壁分化后的形态学改变。与对照组相比，NGF 诱导 PC12 细胞分化的过程中（图 4-13），1d 细胞开始贴壁并长出短的突起；2d 细胞完全贴壁，突起伸长；3～4d 突起的长度增加；5～6d 可见 PC12 细胞突起长度进一步增加，外形与神经元更加相似。NGF 的处理时间、培养液中 NGF 的浓度与 PC12 细胞的神经元样改变密切相关。NGF 浓度高、处理时间长，则 PC12 细胞增殖能力降低，有多个突起，形态与神经元更相似。

3. 分化后 PC12 细胞免疫组化鉴定　　微管相关蛋白 2（microtubule associated protein-2，MAP-2）是一个神经元特异性的细胞骨架蛋白，参与微管组装，通过与中间纤丝和其他微管的交联作用稳定微管生长。MAP-2 是神经元细胞的最主要表型标记物，主要在脊椎动物的神经

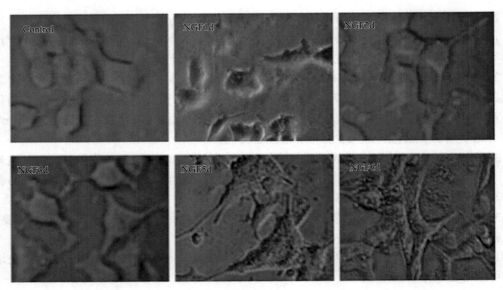

图 4-13　NGF 诱导 PC12 细胞分化（范振崴等，2017）

组织中表达，决定和稳定树突形状，在神经元突触生长中起着至关重要的作用。

　　用免疫组化方法检测 MAP-2 在分化后 PC12 细胞中的表达。6 孔培养板中放入盖玻片，进行鉴定的 PC12 细胞接种在盖玻片上，用含 NGF（100ng/ml）的培养液诱导分化 6d，然后进行 MAP-2 免疫荧光染色鉴定（图 4-14）。以下为基本操作步骤：弃掉培养液，用 PBS 漂洗 5min×3，4% 多聚甲醛固定，4℃过夜；PBS 漂洗 5min×3，0.3%Triton 作用 10min；PBS 漂洗 5min×3；加封闭液室温孵育 30min；弃封闭液后取出盖玻片放在石蜡膜上，盖玻片上加一抗（MAP-2 抗体），湿盒内孵育过夜；PBS 漂洗 5min×3；加荧光标记二抗，湿盒内室温孵育 30min；PBS 漂洗 5min×3；滴加 5μl Hoechst，室温作用 5min；PBS 漂洗 5min×3；载玻片上滴加水溶性封片剂，将盖玻片有细胞的面朝下盖在封片剂上，即可用于荧光显微镜下（或共聚焦显微镜）观察。对照组不加一抗，一抗用 PBS 代替。

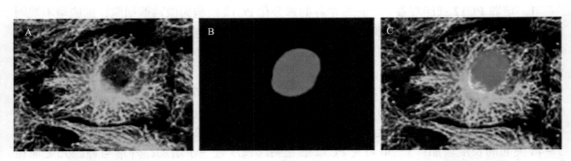

图 4-14　NGF 诱导 PC12 细胞 6 d 后 MAP2 的免疫组化鉴定结果（范振崴等，2017）

A. 标记 FITC（绿色荧光）的 MAP-2 为胞质阳性表达，呈绿色细丝状，相互交织成网状。B. 胞核被 Hoechst 复染呈蓝色。C. 两种染色结果合并

【实验要求】

　　1）熟悉 PC12 细胞的培养、细胞复苏与冻存过程。

2）掌握 PC12 细胞的诱导分化与免疫荧光染色鉴定法。

【注意事项】

1）PC12 细胞的培养、细胞复苏与冻存过程的技术要点和注意事项。

2）PC12 细胞的诱导分化的操作。

3）PC12 细胞的培养、诱导分化、细胞复苏与冻存所需培养液的差异。

【思考题】

1）PC12 细胞的来源及应用有哪些？

2）PC12 细胞为什么能分化为神经细胞？与神经细胞有哪些相似性？

3）PC12 细胞目前在基础和临床研究中有哪些应用？

（邓其跃，杨　忠）

第五章
基础医学前沿实验技术及应用实验

实验一　光遗传学实验技术及应用
——光遗传学诱发海马细胞活动记录与分析

【实验目的和原理】

细胞是构成生物体结构和功能的基本单位。在研究细胞（如神经元、心肌细胞等）参与各种生理、病理功能时，常要激活或者抑制特定细胞的活动以确定其作用。长久以来，我们激活可兴奋细胞（如各种类型神经元、心肌细胞等）的方法主要包括电刺激、磁刺激和药物微量注射等。电刺激、磁刺激虽然有较高的时间分辨率，但空间分辨率差，没有细胞类型、胞体和轴突的选择性，而且可能会对刺激细胞产生不可逆的损伤。药物微量注射受到药物扩散和代谢等因素影响，该方法的空间、时间、细胞特异性都不高。抑制细胞活动的方法主要包括药理学方法、冷冻和损毁等，这些方法空间、时间、细胞特异性都不高。为了克服上述兴奋和抑制细胞方法的固有缺陷，就需要一种方法能够精确控制某一特定形态或递质类型细胞（如谷氨酸能神经元、多巴胺能神经元、胶质细胞、心肌细胞等）的活动。光遗传学（optogenetics）技术就是结合光学和遗传学技术来选择兴奋或抑制某一类细胞活动的方法。

本实验以可兴奋细胞谷氨酸能神经元为例，介绍光遗传学技术基本原理和实验步骤。当神经元处于静息状态时，细胞膜两边存在电位差，即静息电位。当神经元受刺激时，细胞膜内外离子发生转移，膜电位水平上升，膜电位去极化水平达到电压门控 Na^+ 通道开放的阈电位时，电压门控 Na^+ 通道开放，大量 Na^+ 快速内流，神经元在静息电位基础上，发生一次扩布性的电位变化，称动作电位。因此，兴奋或抑制神经元的基本方法就是控制神经元膜电位水平，膜电位上升（去极化），神经元兴奋；膜电位下降（超极化），则抑制神经元活动（更难产生动作电位）。光遗传学是通过影响光敏感通道的开放状态进而干预细胞的电活动。

目前，最常用的兴奋性光敏感通道蛋白是视紫红质通道蛋白 2（channelrhodopsin-2，ChR_2）。当有蓝光（中心波长 470nm）照射时，ChR_2 发生光学异构反应，允许大量阳离子（如 Ca^{2+}、Na^+ 等）内流，使神经元去极化，进而产生动作电位。常用的抑制性光敏感蛋白包括嗜盐细菌紫红质（halorhodopsin，NpHR）和古紫质（archaerhodopsin，Arch）。NpHR 为氯离子泵，可被黄光激活（中心波长为 578nm），将 Cl^- 从细胞外泵到细胞内，使细胞膜超级化，进而抑制细胞的兴奋性；而 Arch 则为外向整流质子泵，可被黄光激活（中心波长为 566nm），将带正电的质子（H^+）从神经元内移动到细胞外环境中，使神经元处于超极化状态，进而抑制细胞的兴奋性。

本实验的目的在于：掌握光遗传学技术兴奋和抑制神经元的原理和方法，以及光遗传学诱发的场电位记录方法。

【实验材料和对象】

（1）实验对象　　左侧海马（前囟后 3.9mm，矢状缝旁 2.6mm，深度 2.8mm）已注射了 pAAV2/9-hsyn-ChR2-mcherry 的 SD 大鼠（教师提前准备）。

（2）器材　　哺乳动物常用手术器械，多道生理信号采集处理系统，微电极操纵器，470nm LED，光纤跳线，光电极，脑立体定位仪，颅骨钻。

（3）药品　　25% 氨基甲酸乙酯（麻醉用）。

【步骤和项目】

1）连接好 LED、光纤跳线和光电极、多导信号采集分析系统。

2）称量大鼠体重，采用 25% 的乌拉坦麻醉（剂量为每 100g 体重 0.5ml），麻醉后将大鼠头部固定在脑立体定位仪上。

3）沿大鼠颅顶正中切开头皮，暴露颅骨，找到大鼠前后囟，并将大鼠前后囟调至水平。

4）找到注射病毒时在左侧海马区上方颅骨留下的小孔，并用颅骨钻扩大小孔至直径 2mm。

5）将固定在微量推进器上的光电极放至在小孔上方，光电极的电极丝和光纤分别连接多道生理信号采集处理系统和 LED。

6）使用微量推进器将光电极缓慢推送至海马病毒注射区，打开 LED，采用 20Hz，5ms 波宽，$30mW/mm^2$ 的刺激参数刺激海马区神经元，看能否诱发海马区局部场电位，如果不能诱发，继续缓慢推进，直至能记录到光遗传诱发海马区局部场电位（图 5-1）。

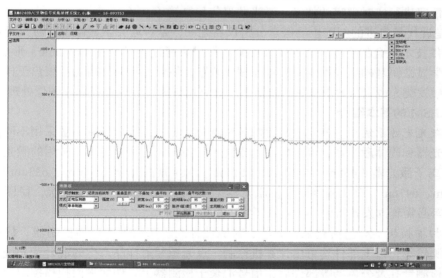

图 5-1　光遗传学技术诱发海马细胞活动及其局部场电位记录

7）记录到诱发的局部场电位后，学生自行改变刺激参数，观察、记录和分析不同刺激参数诱发的不同局部场电位特征。

改变刺激脉宽：5ms—10ms—20ms—40ms；

改变刺激频率：20Hz—10Hz—5Hz—40Hz—80Hz。

8）实验过程中认真做好实验记录，实验结束后，缓慢退出光电极，整理实验仪器，大鼠采用过量麻醉方法处死。

【注意事项】

1）腹腔注射（每 100g 体重 0.5ml 剂量），不宜麻醉过深，电极插入脑区时操作要轻。

2）定位要准确，前、后囟务必在同一水平面。

3）光照不要太强（一般在 5mW 以下），避免荧光淬灭。

4）注意保护激光器，避免灰尘进入，光纤不要折叠。

【思考题】

1）光遗传技术抑制和兴奋细胞的机制是什么？

2）光遗传学技术可以应用于哪些方面？

（吴广延）

实验二　激光共聚焦实验技术及应用

【实验目的】

了解激光共聚焦显微镜硬件组成及基本工作原理，掌握激光共聚焦观察样本的准备过程及激光共聚焦显微镜基本操作及注意事项，使用激光共聚焦显微镜采集生物样本的荧光信号。

1. 激光共聚焦显微镜的基本原理　　激光共聚焦技术指在经过样品制备和处理后使用激光共聚焦显微镜对组织或细胞内分子的表达情况，或直接对活体细胞或组织中荧光标记分子的分布情况进行实时观察的技术。激光共聚焦显微镜（confocal laser scanning microscope，CLSM）是近代最先进的细胞生物医学分析仪器之一，是普通光学显微镜与激光和计算机及相应的软件技术组合的产物。CLSM 采用激光扫描束通过光栅针孔（pinhole）形成点光源，在传统光学显微镜基础上采用共轭聚焦原理和装置，使点光源激光由物镜聚焦于样品的焦平面上，而激发荧光也以点的形式到达检测器，并利用计算机软件进行数字图像处理。

2. CLSM 的基本结构

（1）激光光源系统　　分为激光发射器和辅助设备。目前 CLSM 一般采用不同谱线范围的气体激光器和固体激光器，可单独使用或同时配备以满足实验需求。常用的激光谱线有：多谱性氩离子激光器（458nm、488nm、514nm）；氦 - 氖激光器（543nm、633nm）；氪激光器（568nm、647nm）以及蓝紫半导体激光器（351nm、364nm）。冷却系统，稳压电源以及耦合光纤等必需辅助设备有助于激光器正常、稳定的工作。

（2）扫描模块　　包括光束分离器、共轭性针孔、切面平面扫描控制器、载物台控制器以及检测器等，以上部件均可由计算机控制。点光源照射样品产生的混合荧光进入扫描模块，经过检测针孔及分色器等部件后，信号汇聚于检测器上。切面平面扫描控制器、载物台控制器等组件有助于准确控制扫描过程。

（3）荧光显微镜系统　　相较于普通荧光显微镜，CLSM 荧光显微镜与扫描模块相连并包含光路转换系统。与扫描模块相连可保证激光照射样品并使样品发射的激光汇集于检测器。

（4）中心处理器　　包括电脑及配套的显微镜控制以及图像处理软件等。与激光共聚焦显微镜配套的显微镜控制模块有助于研究者在实验过程中更精细地操控，图像处理分析软件则有助于获得更加精确的图像结果。

（5）CLSM 的成像模式　　常见的 CLSM 模式包括单一光切片模式、时间间隔与活细胞成像模式、Z轴扫描及三维成像模式。此外,研发人员根据CLSM的性能或实验需求也开发出一些特殊的、新的成像模式,如四维成像模式、透射光成像模式等。

3. 激光共聚焦技术的应用

目前,激光扫描共聚焦显微技术已用于细胞形态定位、立体结构重组、动态变化过程等研究,并提供定量荧光测定、定量图像分析等实用研究手段,在多个生物医学研究领域都发挥重要的作用。目前较为成熟的应用方向在于细胞内钙离子测定、细胞内pH的测定、膜电位的测定、细胞断层扫描和三维重建、荧光漂白恢复技术(fluorescence recovery after photobleaching,FRAP)等。

【实验对象】

成年小鼠大脑的冰冻切片。

【实验仪器】

激光共聚焦显微镜(Olympus,FV1000)。

【器材和试剂】

兔抗NG2抗体,大鼠抗MBP抗体,驴抗大鼠CY2抗体,驴抗兔CY3抗体,0.01mol/L PBS,载玻片和盖玻片,4%多聚甲醛,30%蔗糖,激光共聚焦显微镜(Olympus,FV1000)。

【步骤和项目】

1. 样品准备

(1)组织样品的准备　组织取材后使用4%多聚甲醛固定,再用30%蔗糖脱水后用于组织切片。样品制备过程中需注意切片厚度对于后续荧光标记及显微镜观察的影响,太厚不利于荧光标记过程的进行以及影响共聚焦显微镜的使用,因此,组织切片准备过程中应在保证形态完整、达到实验目的的前提下,切片厚度越薄越好,一般以4~35μm较为常见。

(2)细胞样品的准备　用于共聚焦观察的细胞样本一般为单层贴壁细胞,活细胞或者固定后的贴壁细胞。对于非贴壁细胞,一般常使用多聚赖氨酸、琼脂凝胶等黏附剂帮助细胞贴于玻片或者皿底进行观察。

2. 样品的荧光标记　
切片在0.01mol/L PBS中漂洗3次,0.2%BSA封闭30min,NG2抗体室温孵育4h,0.01mol/L PBS中漂洗3次,驴抗兔CY3抗体孵育1h备用。

3. 封片　
脑片置于载玻片上,水溶性封片剂封片。

4. 激光共聚焦显微镜的具体操作

1)按顺序打开系统总开关、汞灯电源、显微镜及激光器开关,最后打开电脑及软件。

2)设置相应的图像及激光光源参数,使用基础的光切面模式对提前准备好的组织样品进行观察,观察过程中由带教老师以FV1000为示例向学生具体展示共聚焦显微镜的使用操作。

3)在荧光显微镜下,观察并定位需要采集的位置,在操作界面上根据荧光选择激光器,CY3选择氦-氖激光器(543nm),CY2选择氩离子激光器(488nm),开始预扫描和采集信号。

注:使用激光共聚焦显微镜时,光电倍增管(photo multiplier tube,PMT)检测器信号结果,与荧光显微镜使用CCD不一样。

4)调节栅孔(pinhole)大小,调节激光强度值,电压值和Gain值优化采集图片,栅孔(pinhole)由镜头的数值孔径决定。

5)正式扫描选择合适的图像分辨率,将样品完整扫描后,保存图像结果即可。

6)如需要获得光学切片,需要使用"Z-Stack"模式,具体步骤为:开启"Z-Stack"

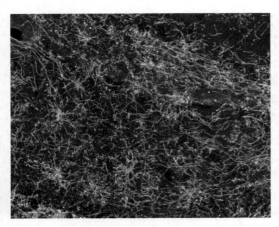

图 5-2　海马的 NG2 阳性细胞和 MBP 阳性髓鞘

选项；确定光学切片的位置及层数；启动"Start"获得三维图像。

7）保存图像（图 5-2），关机。

【实验要求】

使用激光共聚焦显微镜采集荧光信号并进行光学切片。

【注意事项】

1）观察过程中注意避光操作，尽量减少荧光淬灭对样品观察的影响。

2）共聚焦显微镜汞灯光源打开后，稳定 15min 后进行观察，开机后至少 1h 才能关闭汞灯光源。

3）观察过程中要防止样品的意外损坏，活细胞样品要注意保持稳定，防止污染。

4）环境清洁。

5）控制工作温度在 5～25℃。

【思考题】

1）共聚焦显微镜与荧光显微镜的区别有哪些？

2）共聚焦显微镜的栅孔大小与哪些因素有关？

（梅　峰）

实验三　钙信号在体光纤记录技术及应用

【实验原理】

在生物有机体内，几乎所有类型的细胞都存在由钙离子产生的胞内信号，这些胞内信号对很多细胞功能的实现具有重要作用，例如神经元活动、突触传递等。在哺乳动物的神经系统中，钙离子是一类重要的神经元细胞内信号分子。在静息状态下，大部分神经元的胞内钙离子浓度为 50～100nmol/L，而当神经元活动的时候，胞内钙离子浓度上升 10～100 倍，增加的钙离子对于含有神经递质的突触囊泡的胞吐释放过程必不可少；也就是说神经元的活动与其内部的钙离子浓度密切相关，神经元在放电的时候会爆发出一个短暂的钙离子浓度高峰。神经元活动的钙信号光纤记录的原理就是借助钙离子浓度与神经元活动之间的严格对应关系，利用特殊的荧光染料或者蛋白质荧光探针（钙离子指示剂，calcium indicator），将神经元中的钙离子浓度通过荧光强度表现出来，从而达到监测神经元活动的目的。

现在广泛使用的钙离子指示剂有化学性钙离子指示剂和基因编码钙离子指示剂两类：化学性钙离子指示剂主要有 Oregon Green-1、Fura-2、Indo-1、Fluo-3、Fluo-4 等。基因编码钙离子指示剂主要有 GCaMP6、GCaMP7、jRGECO1a。由于基因编码钙离子指示剂有着超强的敏感度、良好的细胞选择性，现在被广泛应用于活体钙成像研究。

【实验目的】

掌握神经元活动的钙信号光纤记录的原理和方法，以及了解常用化学性钙离子指示剂和基因编码钙离子指示剂。

【实验材料】

1. 实验对象　　左侧感觉皮层（后肢代表区，前囟中心点处，矢状缝旁 1.9mm，深度 1.8mm）已注射了 pAAV2/9-hsyn-GCaMP7s 的 SD 大鼠（教师提前准备）。

2. 器材　　哺乳动物常用手术器械，微电极操纵器，光纤记录系统，脑立体定位仪，颅骨钻，光纤插芯，光纤跳线。

3. 药品　　25% 氨基甲酸乙酯（麻醉用）。

【步骤和项目】

1）连接光纤插芯、光纤跳线和光纤记录系统。

2）称量大鼠体重，采用 25% 的乌拉坦麻醉（剂量为每 100g 体重 0.5ml），麻醉后将大鼠头部固定在脑立体定位仪上。

3）沿大鼠颅顶正中切开头皮，暴露颅骨，找到大鼠前后囟，并将大鼠前后囟调至水平。

4）找到注射病毒时在左侧感觉皮层区上方颅骨留下的小孔，并用颅骨钻扩大小孔至直径 1mm 左右。

5）将固定在微量推进器上的光纤插芯放至在小孔上方。

6）使用微量推进器将光纤插芯缓慢推送至感觉皮层病毒注射区，用针刺激大鼠的腿部，观察钙信号变化（图 5-3）。

7）记录到诱发的钙信号后，学生自行改变刺激参数，观察、记录和分析不同刺激参数诱发的钙信号特征（图 5-4）。

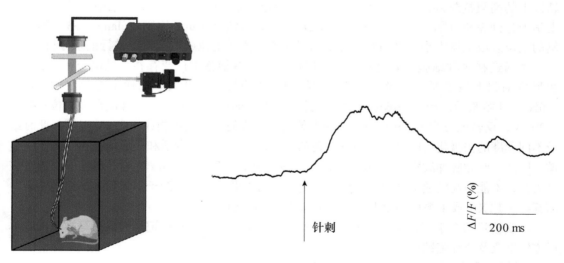

图 5-3　钙信号在体光纤记录系统　　　　图 5-4　针刺腿部引起的感觉皮层钙信号变化

8）实验过程中认真做好实验记录，实验结束后，缓慢退出光纤插芯，整理实验仪器，大鼠采用过量麻醉方法处死。

【实验要求】

记录过程中避免激光直射人眼，损伤视力；实验中爱护仪器设备，避免仪器接口进入灰尘，光纤跳线接口确认干净后再接入仪器设备；此外，避免光纤跳线大角度弯曲而折断。

【注意事项】

1）腹腔注射（每 100g 体重 0.5ml 剂量），不宜麻醉过深，光纤插芯插入脑区时一定要轻。

2）定位要准确，前、后囟务必在同一水平面。

3）记录过程中光照不要太强（一般在 50μW 以下），避免荧光淬灭。

4）注意保护光学设备，避免灰尘进入，光纤不要折叠。

【思考题】

1）钙信号光纤记录技术能否用于记录神经元轴突的活动？

2）光纤记录系统除了能记录钙信号，能否用于记录其他离子或递质的活动？

3）钙信号光纤记录技术可能的运用领域有哪些？

（吴广延）

实验四　膜片钳实验技术及应用

——神经细胞钠通道电流记录与分析

【实验目的和原理】

膜片钳技术（patch clamp techniques）是采用钳制跨膜电压或膜电流的方法对生物膜上离子通道的电活动进行记录的微电极技术，其应用极为广泛。其基本原理：用尖端直径约 1μm 的玻璃微电极接触细胞膜表面，通过负压吸引使电极尖端与细胞膜之间形成千兆欧姆以上的高阻抗封接，此时电极尖端下的小片膜区域（膜片，patch）与细胞膜其他部分在电学上达到完全分隔（阻抗达 10～100GΩ），在此基础上固定（钳制，clamp）跨小膜片两侧的电位差或电流大小，继而对膜片上离子通道的离子电流或电压特点进行记录分析。

钠通道在多种细胞尤其是在神经、肌肉等可兴奋细胞中广泛存在。钠电流（I_{Na}）是快反应细胞上最重要的除极离子流，与细胞的兴奋性密切相关。钠通道在膜电位 −70～−65mV 开始激活，产生一迅速激活并迅速失活的内向电流，最大电流峰值在膜电位 −40～−30mV，反转电位为 +30mV 左右。在参数设计上应使膜电位钳制在 −80mV 以下，此时给予不同程度的去极化阶跃电压，则可得到钠电流，由于钠通道激活和失活均很快，属于快通道，因此，刺激脉冲波宽常为 20～50ms。当静息膜电位升至 −50mV 左右，可使 Na^+ 通道完全失活，不能引起钠通道开放。为证实所测电流为钠电流，常借助于工具药，如细胞外液中河豚毒（TTX）或 I 类抗心律失常药来选择性阻断钠通道。

本实验目的在于了解膜片钳技术的基本原理及记录方法，观察记录大鼠海马神经细胞单通道钠电流及全细胞钠通道电流。

【实验对象】

大鼠。

【器材和药品】

1. 实验器材　　膜片钳放大器，微电极拉制器，倒置显微镜，三维操纵器，电极抛光仪，玻璃微电极，恒温水浴箱，切片机，哺乳类动物手术器械，氧气瓶等。

2. 试剂和药品　　胰蛋白酶，河豚毒，人工脑脊液，电极内液，普罗帕酮。

人工脑脊液成分（mmol/L）：NaCl 124，KCl 3.3，NaH_2PO_4 1.2，$NaHCO_3$ 26，$CaCl_2$ 1,

$MgSO_4$ 5，HEPES 10，glucose 10，TEA 10，4-AP 1，pH 7.2～7.4。

电极内液成分（mmol/L）：CsF 140，EGTA 10，HEPES 10，TEA 10，pH 7.2～7.4。

【步骤和项目】

1. 海马神经细胞急性分离法　　将大鼠以 25% 乌拉坦按每千克体重 5ml 的剂量麻醉后断头，立即取出脑组织并迅速置入低温人工脑脊液（0～4℃）中 10～20s，然后于大脑半球腹内侧分离海马，将海马切成 400μm 薄片，置于人工脑脊液内孵育 30min 后，更换为含 1g/L 胰蛋白酶的人工脑脊液酶解 40min。用人工脑脊液冲洗脑片 3 次，再将脑片置于人工脑脊液内孵育待用。上述孵育和酶解过程中，溶液需保持在 32℃并连续通以 5%CO_2+95%O_2 混合气。最后将部分脑片移入盛有氧饱和的人工脑脊液的离心管内，先后用尖端经热处理的直径为 400μm 和 150μm 的吸管轻轻吹打，直至单个海马神经元分离。取上部细胞悬液，加入洁净的培养皿内，20min 后细胞贴壁，即可在倒置显微镜下观察细胞形态，并进行膜片钳记录。

2. 玻璃微电极的制作　　用微电极拉制器将玻璃毛细管分两步拉制成尖端直径约为 1μm 的微电极；为了提高封接的成功率，可将微电极尖端在显微镜下接近抛光仪的热源进行抛光，然后用注射针从电极尾部充灌电极内液到微电极中备用。

3. 仪器的连接　　见图 5-5。

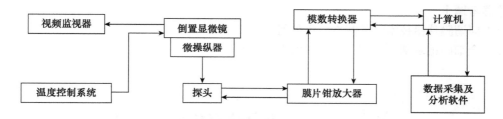

图 5-5　膜片钳实验仪器连接示意图

4. 高阻抗封接的形成　　将分离的大鼠海马单个细胞置于倒置显微镜下的浴槽中，待细胞贴壁后，在三维液压操纵器推进下，使内充电极内液的微电极尖端进入浴液。由膜片钳放大器向微电极发放一电压为 10mV、波宽为 40ms 的方波脉冲信号，观察封接形成过程。当微电极尖端与细胞表面接触后，可见应答电流减小，再向微电极尖端施以负压，使应答电流进一步减小至零，则形成 G 欧姆封接。

5. 大鼠海马神经细胞单通道钠电流的记录　　在微电极与细胞膜封接电阻达到 G 欧姆级后，即形成细胞贴附式记录模式，此时，如给予膜片一个保持电位 -120mV、指令电位 -50mV 的刺激，即可以记录到海马神经细胞的单通道电流（图 5-6）。

6. 大鼠海马神经细胞全细胞钠电流的记录　　在记录到单通道电流后，可经微电极给予负压吸引或电脉冲击破电极尖端的膜片，使电极内液与细胞内液相通，则形成了全细胞记录模式，调节快电容补偿，抵消电容性尖峰，调节放大器的慢电容补偿和串联电阻补偿来抵消瞬态电流。在电压钳制模式下，给细胞以如下参数刺激：保持电位为 -120mV，指令电压 -90～-25mV，脉冲阶跃为 10mV，刺激频率为 0.5Hz，持续时间为 40ms，即可引导出全细胞钠通道电流。如在浴液中给予河豚毒（TTX）50μmol/L 或给予 I 类抗心律失常药普罗帕酮 20μmol/L，灌流 10min 后，再给细胞以上述刺激，可观察到钠电流幅度的变化。

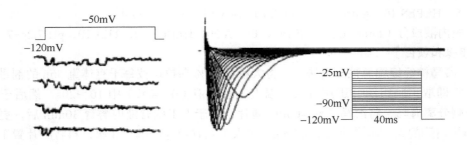

图 5-6　大鼠海马细胞贴附式单通道电流与全细胞钠通道电流

【实验要求】

1）分离出海马神经细胞。

2）记录海马神经细胞钠离子通道电流。

【注意事项】

1）在分离细胞时，注意调整胰蛋白酶用量和消化时间，防止过度消化造成细胞损害。

2）选择贴壁良好、立体感强、折光性好、表面光滑的细胞进行实验。

3）微电极尖端抛光，将有利于高阻抗封接的形成并提高实验成功率。

【思考题】

1）何谓膜片钳技术？其基本原理如何？

2）全细胞记录钠电流的参数是如何设置的？

（隋建峰）

实验五　无菌小鼠培育技术及应用

【实验目的和原理】

无菌级动物（germ free animal，GF animal），是指无可检出一切生命体的实验动物，简称无菌动物，即利用现有检测技术在动物体内外的任何部位均检测不出任何活的细菌、病毒等微生物及寄生虫的动物，是一种特殊类型的实验动物。无菌级的小鼠称为无菌小鼠（germ free mice）。由于体内缺乏正常微生物抑制，生活环境中极少量的微生物污染都可能导致动物体内大量微生物繁殖。来源于饲料、垫料及饮水中的灭活微生物不具备繁殖能力，不在无菌动物限制携带的范围。因此，无菌动物必须生活在 5 级净化的隔离环境中，所接触的物资必须彻底消毒，人员须通过手套间接操作。

本实验的目的是：了解无菌小鼠在生物医学中的应用；掌握无菌小鼠培育原理及基本操作方法。胎鼠在母鼠子宫内处于无菌状态，采用无菌剖宫产手术将临产 SPF 级孕鼠子宫中取出后，经由灭菌渡槽传入无菌手术隔离器，剖开子宫，取出新生仔鼠；将新生仔鼠传入无菌饲养隔离器，采用人工哺乳法饲喂剖宫产新生仔鼠，直至断奶。

【器材和药品】

手术隔离器，饲养隔离器，空气压缩机，连接袖，喷枪，手术操作台，手术剪，手术镊，止血钳，眼科剪，眼科镊，烧杯，试管，生化培养箱，小鼠人工乳，硅胶管（0.6mm×0.3mm），注射器（1ml），5# 针头，临产孕鼠，新生仔鼠，乳胶手套。实验中使用试剂如表 5-1。

表 5-1　实验试剂

序号	英文名称（或简写）	中文名称	规格
1	BHI broth	BHI 肉汤	进口（OXOID）
2	YPD broth	YPD 肉汤	国产
3	Peptone	蛋白胨	A. R. or C. P.
4	Beef extract	牛肉浸膏	A. R. or C. P.
5	NaCl	氯化钠	A. R. or C. P.
6	PAA	过氧乙酸	A. R. or C. P.
7	NaOH	氢氧化钠	A. R. or C. P.
8	I_2	碘	A. R. or C. P.
9	KI	碘化钾	A. R. or C. P.
10	Dehydrated Alcohol	无水乙醇	A. R. or C. P.

营养肉汤：取蛋白胨 10g，牛肉膏 3g，氯化钠 5g，加入 1000ml 蒸馏水，充分溶解后，调节 pH 至 7.2 左右，经 0.1～0.5MPa，121℃，30min 高温高压消毒。

过氧乙酸消毒液：将过氧乙酸 A 液加入 B 液中充分混匀，室温静置 24～48h 后，测试过氧乙酸原液浓度，当原液浓度大于 16.0%，方可使用。

氢氧化钠溶液：取 4g 氢氧化钠，加入 1000ml 蒸馏水，充分溶解后，经 0.1～0.5MPa，121℃，30min 高温高压消毒。

碘酒：取 25g 碘化钾，加入 30ml 蒸馏水溶解，然后加入 50g 碘，搅拌，再加入 500ml 无水乙醇，充分搅拌，使碘完全溶解，最后加入蒸馏水定容至 1000ml。

【实验对象】

小鼠。

【步骤和项目】

1. 手术隔离器、饲养隔离器的准备　　采用 2% 过氧乙酸对手术隔离器及饲养隔离器进行喷雾消毒；对手术隔离器、饲养隔离器环境进行细菌、真菌检测，检测结果为无菌状态方可使用。将手术隔离器、饲养隔离器内温度调节至 37℃。

2. 孕鼠的准备　　采用推算法或触诊法确定孕鼠妊娠日龄。选择妊娠日龄为 19.5 天的临产孕鼠进行剖宫产手术。

3. 剖宫产手术

（1）术前准备　　剖宫产前须把手术器械、药品、用具等物品按要求准备妥当，以供随时使用。在手术隔离器外使用的物品包括：手术剪刀 2 把，小号止血钳 4～5 把，镊子 2 把，用纱布包好后装入白瓷盘中，将白瓷盘高压灭菌后置于手术操作台上，备用。将 200ml 左右碘酒置于烧杯中，备用。

（2）在手术隔离器内使用的物品准备　　将眼科剪 2 把，眼科镊 2 把，氢氧化钠溶液（1mol/L）500ml，双蒸水 500ml，纱布若干，含 BHI 肉汤、YPD 肉汤、营养肉汤的试管各 1 支，烧杯 2 个装入传递桶，高压灭菌（121℃，30min）后经连接袖传入手术隔离器。

4. 剖宫产手术操作步骤

1）手术时主刀者戴上手套、口罩，采用颈椎脱臼法处死孕鼠。将处死孕鼠迅速浸入碘酒中 5～10s，让碘酒浸透全身后使其仰位固定在手术台上。

2）铺上手术巾，沿腹中线剪开皮肤，分离皮肤，用止血钳将皮肤向两侧分开，暴露肌肤；在剑突骨处剪开肌肤及腹部，暴露子宫。

3）用止血钳分别夹住两侧输卵管和子宫颈，从子宫远端剪断输卵管和子宫颈，注意不要剪破肠管，此过程大约 60s，不易用时过长。

4）将子宫连同止血钳放入装有 30～40℃的 2%过氧乙酸的渡槽中浸泡 5s，传入手术隔离器内，进行子宫剥离。

5）将子宫依次放入 0.1mol/L 氢氧化钠和双蒸水中漂洗 2～3s 以中和子宫表面残留的过氧乙酸，取下止血钳，止血钳放回渡槽。

6）用两把组织镊子将子宫撕破，取出胎仔，用纱布由头部将羊膜擦去，擦干胎仔鼻和口部的羊水，刺激其胸部诱导呼吸。

7）待仔鼠皮肤色泽正常（鲜红），用镊子夹住脐带后端，剪掉胎盘，10～20s 后松开镊子，避免脐带残端失血，一旦出血，及时用棉球轻压止血，正常后放入小鼠饲育盒中。

5. 人工哺乳技术

（1）饲养隔离器内物品的准备　　平头 5# 针头 5～10 个、硅胶管 20cm、双蒸水 4000ml、烧杯 1 个、天平 1 台（不锈钢材质）、纱布若干等物品装入传递桶，高压灭菌（121℃，30min）后经连接袖传入饲养隔离器。辐照灭菌的人工乳粉（500g）经过氧乙酸喷雾消毒后传入饲养隔离器。将平头 5# 针头连上硅胶管（1～2cm，管前端剪成 45°）后作为胃管备用。按配方比例将人工乳粉制成人工乳后备用。

（2）新生仔鼠的人工哺乳　　剖宫产术后 2h，新生仔鼠进行第一次灌胃，随后每隔 4～5h 灌胃一次，直至断奶。用 1ml 注射器吸进人工乳并安上预先做好的胃管，缓缓推进注射器针栓，以检查人工乳从胃管流出的情况，操作时左手拇指和食指捏住幼鼠腭部，使幼鼠处于垂直状态，右手将胃管的切面向下，把一滴人工乳沾到幼鼠唇上，见到幼鼠舌头伸出似舔时，则将胃管从幼鼠嘴角插入口中，边观察幼鼠吞入胃管的状态边插入。胃管全部插入后，方可慎重迅速地推进注射器针栓，将定量的人工乳送入幼鼠胃内。胃管如仅能插进一半，有可能是插进了气管。如幼鼠不张口或用舌头堵住而无法插进胃管时，胃管在口腔里易卷曲，遇此情况，可休息几分钟后再行插入。插入胃管时，幼鼠易发绀，所以操作应迅速。

6. 实验观察

（1）剖宫产污染　　将取下的胎盘、子宫放入装有液体培养基（BHI 肉汤、YPD 肉汤、营养肉汤）的试管中，待手术结束拆除手术隔离器后，取出大试管放入培养箱中 37℃培养 2～4 天，观察是否有细菌、真菌污染。

（2）隔离器污染　　每隔 5～7 天在饲养隔离器内取仔鼠粪样放入装有液体培养基（BHI 肉汤、YPD 肉汤、营养肉汤）的试管中，在饲养隔离器内培养 2～4 天，观察是否有细菌、真菌污染。

【实验要求】

实验过程中严格无菌操作，避免污染。

【注意事项】

1）剖宫产前注意观察临产状态。

2）剖宫产时切忌剪破子宫及消化道，避免增加污染概率。

3）人工哺乳时谨慎操作，避免误伤乳鼠。

4）剖宫产后尽快擦尽乳鼠口鼻部黏液，维持气道畅通。

【思考题】

1）无菌动物的培育原理是什么？

2）无菌动物的培育方法与步骤有哪些？

（曾本华）

实验六 小鼠体外受精实验

【实验目的和原理】

体外受精（*in vitro* fertilization，IVF）指在体内或体外成熟的卵母细胞与获能精子，在体外环境中完成受精的技术过程。生物学中，把体外受精胚胎移植到同期母体后获得的动物称试管动物（test-tube animal），通过体外方法获得试管动物的技术称动物辅助生殖技术。动物辅助生殖技术原理是在体外尽可能模拟体内环境，实现精子与卵母细胞结合，完成受精过程形成受精卵，受精卵体外培养形成胚胎，并通过胚胎移植法将胚胎移植入同期受体雌性动物生殖系统中着床怀孕，生出动物个体。根据技术手段不同，体外受精分为精卵共孵育法（本次实验使用方法）和胞质内精子注射法（intracytoplasmic sperm injection）。

本实验目的：理解动物体外受精技术对人类辅助生殖技术的推动作用；理解动物体外受精对动物胚胎工程和遗传工程技术应用的作用；掌握小鼠体外受精技术的原理、步骤和操作。

【器材和药品】

1ml 注射器，解剖针，眼科剪，眼科镊，吸水纸，检卵管，一次性培养皿（60mm×15mm、30mm×10mm），移液枪（1ml、100μl、10μl），枪头，体式显微镜，光学显微镜，孕马血清（PMSG），绒毛膜促性腺激素（HCG），小鼠精子体外获能液（HTF），液体石蜡等。

【实验对象】

KM 小鼠：雄性大于 10 周龄，雌性 5～6 周龄昆明小鼠。

【步骤和项目】

1. 雌鼠超数排卵 以 5～6 周龄雌性昆明鼠为卵母细胞供体鼠，进行超数排卵处理：于实验日前第 3 日 16：30～17：30 给供体母鼠腹腔注射激素 PMSG 5～10IU/ 只，间隔 46～48h 注射等剂量 HCG。

2. 体外受精液滴准备 实验前 4h，用小鼠精子体外获能液（HTF）准备液滴。

（1）精子获能液滴平皿 在一次性培养皿（30mm×10mm）中心制备一 250μl 的 HTF 液滴，上覆液体石蜡，置于 37℃、5%CO_2 培养箱中温育平衡。

（2）体外受精液滴平皿 在一次性培养皿（60mm×

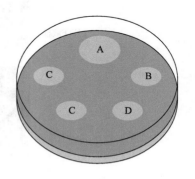

图 5-7 体外受精液滴平皿
A. 受精液滴（200μl）；B. 预孵育液滴（100μl）；C. 清洗液滴（100μl）；D. 培养液滴（100μl）

15mm）中按图 5-7 分布制备受精、预孵育、清洗、培养液滴，上覆液体石蜡，置于 37℃、5%CO_2 培养箱中温育平衡。

3. 精子的采集

（1）取附睾尾　　取性成熟雄性小鼠，颈部脱臼处死。从腹部开口，迅速分离出附睾尾和输精管，放于吸水纸上。用吸水纸吸干附睾尾部上的血迹，并尽可能去掉其携带的脂肪。

（2）取精子团　　用眼科镊挤压附睾尾让精子集中在一起，用眼科剪剪一小口，使精子流出，用解剖针挑取精子团（图5-8），移入预先平衡好的精子获能液滴中，一只雄鼠的精液放一个精子获能液滴皿，将平皿放回37℃、5%CO_2培养箱获能15min后观察其活力和密度，如活力和密度合格，继续37℃、5%CO_2获能45min；若精子活力和密度很低，重新选一雄鼠取附睾尾精子团。

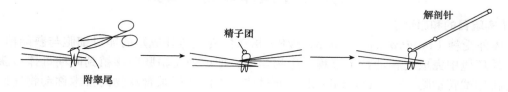

图5-8　获取精子团

4. 卵母细胞的采集

（1）输卵管的剪取　　将超排处理的适龄母鼠，颈部脱臼处死，两侧背部开口，找到子宫、输卵管、卵巢，迅速分离出输卵管，放入预孵育液滴旁的液体石蜡中（图5-9A）。

（2）取卵丘卵母细胞复合体　　于体式显微镜下，在预孵育液滴中找到输卵管膨大的壶腹部（图5-9B），用1ml注射器尖端撕破壶腹部使卵丘卵母细胞复合体流出输卵管（图5-9C），丢弃剩余组织，将卵丘卵母细胞复合体移入预孵育液滴中，将平皿放回37℃、5%CO_2培养箱中暂培养。

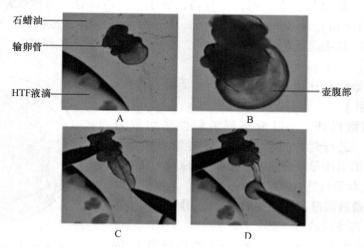

图5-9　卵丘卵母细胞复合体获取

5. 精卵共孵育（体外授精）

（1）移入　　在体式显微镜下，将预孵育液滴中的卵丘卵母细胞复合体移入受精液滴中。

（2）精子计数　　取获能1h的小鼠精液，用细胞计数板计数。根据精子的活力和浓度计算受精液滴中需要加入的精子量，以受精液滴的精子终浓度为200个/μl计算精子添加量，一般为 5～20μl。

（3）共孵育　　　用移液枪尽量沿精子获能液滴边缘吸取所需精液，将精子悬液注入含有卵丘卵母细胞复合体的受精液滴中，记录共孵育开始时间，将平皿放回 37℃、5%CO_2 培养箱中精卵共孵育 1.5～3h。

6. 受精卵的清洗及培养　　精卵共孵育 1.5～3h 后，于体式显微镜下在清洗液滴中依次清洗受精卵，去掉多余的精子和碎片，只将完好的受精卵移入培养液滴，将平皿放回 37℃、5%CO_2 培养箱中继续培养。

【实验要求】

1. 精子活力观察　　在获能液滴中有较多的精子尾向内、头向外往液滴边缘有规律游动，表明精子的活力好，活力较强的精子多则为精子活力好，反之则精子活力差。

2. 受精过程观察　　精卵共孵育过程中，不同实验组取不同时间节点，光学显微镜下观察卵丘卵母细胞复合体的变化状态，时间节点分别取 10min、15min、20min、30min、40min、60min。

【注意事项】

1）抓取小鼠时小心，防咬伤。

2）小鼠处死采用颈椎脱臼法，注意实验动物伦理问题。

3）所有培养液滴平皿上均覆盖液体石蜡，端取时注意端平。

4）准备受精的卵母细胞团尽量干净，不能有太多鼠毛和血液等杂质。

5）精卵共孵育时控制精子浓度，浓度过高和过低均影响受精效率。

6）实验过程中注射器针头使用频率高，防针头扎伤，并且所用物品要及时清洗干净。

【思考题】

1）分析可能影响体外受精率的因素有哪些？

2）新鲜精子在完成授精前，为什么要先完成获能过程？

3）请思考利用动物辅助生殖技术，可以在哪些领域为生物医学服务？

（周晓杨）

第六章

设计性实验与自主性实验

第一节　设计性实验与自主性实验的目的和方案

【设计性实验与自主性实验的目的】

设计性实验是指以 3～5 名学生组成实验小组为单位，根据给定的实验目的和要求，主动运用所学知识和经过训练掌握的技能，结合实验室提供的设备条件，自行论证确定实验方案和步骤并实施实验。其目的是培养学生创新意识和创新精神，提高学生分析问题和解决问题的能力。

自主性实验是指在教员的引导下，在已开展的实验课训练的基础上，学生利用自己所学知识，为探讨一个问题进行实验目的、实验依据、实验内容、技术路线、方法步骤、结果预测和结论的总体实验设计。自主性实验的目的在于让学生初步掌握自主性实验的基本原则、过程和要求，使实验和观察符合科学性、创新性、有用性、可重复性及经济性。

【设计性实验与自主性实验的基本原则】

设计性实验与自主性实验是关于实验研究的计划和方案的制订，是对实验研究所涉及的各项基本问题的合理安排，任何设计性实验与自主性实验都必须遵循以下三个原则，即随机、对照、重复的原则。

1. 随机原则　　即总体中的每一个观察单位都有同等的机会被选入到样本中来，分组的结果不受人为因素的干扰和影响。同时，实验操作的顺序也应当是随机的。通过随机化的处理，可使抽取的样本能够代表总体，减少抽样误差；还可使各组样本的条件尽量一致，消除或减小组间人为的误差，从而使处理因素产生的效应更加客观，便于得出正确的实验结果，例如进行单味或某一方剂中药药物疗效的实验，观察中药对心肌缺血再灌注损伤的作用，实验组和对照组复制同一心脏缺血再灌注模型，然后给予实验组中药，给予对照组等量生理盐水。如果动物的分配不是随机进行，把营养状态好和体格健壮的动物均放在盐水对照组，把营养和体格不好的动物放在实验组，最后得到的实验结果并不能真正反映药物的疗效，很可能是动物体格差异所致。随机化的方法很多，如抽签法、随机数字表法、随机化分组表法等，具体可参阅《医学统计学》。

2. 对照原则　　所谓对照就是要设立参照物。没有对比，就无法鉴别。对照原则要求在比较的各组之间，除处理因素不同外，其他非处理因素尽量保持相同，这样才能根据处理与不处理之间的差异，了解处理因素带来的特殊效应。因此多数实验应当有实验组和对照组，或自身对照。按统计学要求，二者的非处理因素应当完全相同。包括：

（1）实验动物　　要求种属、性别、年龄相同，体重相近。

（2）实验环境和时间　　实验的季节、时间点，实验室的温度、湿度也要一致。

（3）实验操作和过程　　操作手法要相同，行为学实验还要求实验者不要更换等。

只有这样，才能消除非处理因素带来的误差，实验结果才能说明问题。

根据实验研究的目的和要求不同，可选用不同的对照形式，常用的对照形式有：

（1）空白对照　　是指对照组不施加任何处理措施。例如，观察生长素对动物生长作用的实验，就要设立与实验组动物相同属、年龄、性别、体重的空白对照组，以排除动物本身自然生长的可能影响。

（2）安慰剂对照　　是指药物实验时的对照。对照组采用一种外形与实验药物一样，但内容为毫无治疗作用的糖丸作为安慰剂，或相同的安慰措施，以严格进行过程对照。

（3）实验对照　　是指对实验操作本身进行的对照。如要研究切断迷走神经对胃酸分泌的影响，除设空白对照外，为排除手术本身的影响，尚需设假手术组作为手术对照，假手术组的操作除了不切断迷走神经外，其他操作与实验组一致。

（4）标准对照　　是指用标准值或正常值作为对照，以及在所谓标准的条件下进行观察对照。如要判断某人血细胞的数量是否在正常范围内，就要通过计数红细胞、白细胞、血小板的数量，将测得的结果与正常值进行对照，根据其是否偏离正常值的范围作出判断，这时用的正常值就是标准对照。

（5）自身对照　　是指用同体的实验前资料作为对照，将实验后的结果与实验前的资料进行比较，这种同体实验前后资料的对比，称自身对照，例如，用药前、后的对比。

（6）相互对照　　不专门设立对照组，而是几个实验组或几种处理方法之间互为对照。例如，三种方案治疗贫血，三个方案组可互为对照，以比较疗效的好坏。

其他还有阳性对照、阴性对照等等，必要时采用。

3. 重复的原则　　任何实验都必须有足够的实验次数，才能判断结果的可靠性，不能只进行 1～2 次实验便作为正式结论。重复是指各处理组及对照组的例数（或实验次数）要有一定的数量。若样本量过少，所得的结果不够稳定，其结论的可靠性也差；如样本过多，不仅增加工作难度，而且造成不必要的人力、财力和物力的浪费。为此，应该在保证实验结果具有一定可靠性的条件下，确定最少的样本例数，以节约人力和经费。关于样本含量估计的方法可参考相关书籍。在机能学实验中，通常根据文献资料、预实验结果，结合以往的经验来确定样本含量。

【设计性实验与自主性实验的方案及论证】

1）对于自主性实验，教师在布置任务时，可以给学生介绍实验室现有条件，对实验动物、仪器、药品、器材等加以适当限制，或给出某些建议的选题方向，以免自主性实验无法实施。要鼓励学生积极投入时间，认真查阅文献，反复讨论，确定选题。

2）对于设计性实验，教师需给出实验题目或实验目的与要求，学生再进行设计、操作。例如，在疾病动物模型的建立、观察及干预项目的教学中，可选取个别项目进行设计性实验，即首先给定实验题目（疾病模型名称），要求学生课前查阅资料，进行线上（仿真实验或视频）自学，然后在线下的实体课中按照自己的设计实施，并随时得到教师指导、评价（计入实验平时成绩）。

设计性实验与自主性实验可用 2～3 次实验课时间进行：第一、二次课对每组学生给出的实验方案进行报告和论证，主要评估其实验方案是否合理、可行，还有哪些不足之处需要补充，然后优化实验方案。根据论证、优化后的实验方案，实验技术人员针对实验动物、药品、器材等进行准备。第三次则按优化的实验方案进行实验。实施时，学生自主进行实验操作，教师仅作指导、把关，以免因操作不熟练而造成实验失败。

（李红丽）

第二节 设计性实验与自主性实验的内容、步骤和实施

【设计性实验与自主性实验的内容和步骤】

1. 建立研究假设 选题是进行实验的重要前提，需查阅有关文献资料，了解有关课题的研究现状，包括已经解决的问题和尚待解决的问题，以及与本课题有关的知识、技术和方法，再对有关课题的资料进行详细了解和仔细分析，才能明确选题。确立题目时要考虑：

（1）科学性和创新性 科学性是指设计的实验要有充分的科学依据，观察指针要客观、可靠，实验方法要切实可行。创新性是指尽可能不要重复别人的，要创新立异，力求有独到之处，使该实验在该领域具有一定的前沿性。

（2）有用性 所选题目应当是当前社会需要解决的主要问题。教师应提醒学生不要毫无根据地提出问题。

（3）可行性 应考虑实验者所拥有的人力与物力能否满足所设计实验的要求。若选题过高，超出学生的知识和技能水平，则会使实验达不到预期的目的。

2. 明确研究范围 根据实验目的建立实验假设之后，应当抓住实验中的三个基本要素，即处理因素、受试对象、实验效应。

（1）处理因素 实验中的处理因素是根据研究目的由实验者施加给受试对象的特定的实验措施，如药物、某种手术、某种护理等。在确定处理因素时，应注意以下几点：

1）抓住实验中的主要因素。由于因素不同及同一因素水平不同，造成因素的多样性，故在实验设计时，有单因素及多因素设计之分。所谓单因素设计是指给一种处理因素（如药物），观察处理前后的变化，它便于分析，但花费较大。多因素设计是指给几种处理因素同时观察，用析因分析法进行设计，它能节省经费和时间。但一次实验涉及的因素不宜过多，否则会使分组增多，受试对象的例数增多，在实际工作中难以控制；处理因素过少，又难以提高实验的广度和深度。因此，需根据研究目的确定几个主要的、带有关键性的因素。

2）分清处理因素和非处理因素。如研究用降压药治疗高血压病的效果，处理因素为单纯药物治疗；年龄、性别、调配饮食结构和其他辅助治疗措施可能影响降压药的疗效，但这不是本次研究的处理因素。研究者应采取各种措施，尽可能使某些非处理因素在所比较的各组中基本相同，以便充分显示处理因素的作用。

3）处理因素的标准化。处理因素在整个实验过程中应始终如一，保持不变，否则会影响实验结果的评价。如实验的处理因素是药物，那么药物的剂量应当一致。

（2）受试对象 受试对象的选择十分重要，对实验结果有着极为重要的影响。医学实验的受试对象包括人和动物。为了避免实验给人带来损害或痛苦，除了一些简单的观察，如血压、脉搏、呼吸、尿量的实验可以在人体进行以外，主要的实验对象应当是动物，选择动物的条件如下：

1）首先需要考虑动物的类别，因为某种动物可能对某些生理反应较为敏感，而另一些种类的动物则可能容易造成某种病理模型。在动物的种类确定之后有时还需考虑动物的品种。因此，在选择动物时，需要参考前人的经验，查阅有关文献，了解动物的种属及其生

理、生化特点是否合适复制某一模型。例如鸡、犬不适合做发热模型，家兔则适合；大白鼠、小白鼠、猫不适合做动脉粥样硬化模型，猪、兔、鸡、猴则合适；大白鼠没有胆囊；猫和鸽有灵敏的呕吐反射，而家兔和其他啮齿动物则不发生呕吐；豚鼠耳蜗较发达，常用于引导耳蜗微音器电位；呈一束的减压神经仅见于家兔，多用于减压反射或减压神经放电实验等。

2）必须选用健康动物。动物的健康状态可以从动物的活动情况和外观加以判断，如犬、兔等动物有病时，常表现为精神萎靡不振、行动迟缓、毛蓬乱、无光泽、鼻部皮肤干燥、流鼻水、眼有分泌物或痂样积垢、身上腥臭气味浓重、肛门及外生殖器有稀便等分泌物。

3）动物的生物学特征是否比较接近人类而又较经济易得。例如，猩猩、猴子有许多基础生物学特征与人类十分接近，用猩猩、猴子复制人类疾病模型进行实验研究，所得的结果与人体的情况比较接近，但不能与人完全等同，且这些动物价昂难得，饲养、管理的要求也较高，故常采用其他价廉易得的动物，如需用大动物完成，可选用犬、羊、猪等；一般常选择的实验动物为家兔、大白鼠、小白鼠等，只在某些关键性实验时才使用那些昂贵难得的动物。

4）动物的品系和等级是否符合要求。不同的实验研究有不同的要求，原发性高血压大鼠适合高血压实验研究，裸鼠适合做肿瘤病因学实验研究，一般清洁动物适合学生实验，无菌动物适合高要求的实验研究。

5）动物的年龄、体重、性别最好相同，以减少动物个体间的生物差异。动物年龄可按体重大小来估计。大体上，成年小白鼠为 $20\sim30g$；大白鼠 $180\sim250g$；豚鼠为 $450\sim700g$；兔为 $2.0\sim12.5kg$；犬为 $9\sim15kg$。急性实验选用成年动物，慢性实验最好选择年轻健壮的雄性动物。对性别要求不高的实验，雌雄应搭配适当；与性别有关的实验研究，要严格按实验要求选择性别。

（3）**实验效应**　　确定实验方法和观察指针。实验方法的选择要求灵敏、可靠，技术上可能，实验方法确定后不应中途更改，若必须更改实验方法，则前面所观察的实验结果应推倒重来。实验中的实验效应主要是指处理因素作用于实验对象的反应，这种效应通过实验中观察指针显示出。观察指针是在实验观察中用来指示实验对象某些特征的，可被研究者或仪器感知的一种现象标志。指针可分为客观指针和主观指针、定量指针和定性指针、计数指针和计量指针等。一般在选择指针时，还应注意以下关系：

1）客观指针优于主观指针，定量指针优于定性指针。

2）计量指针优于计数指针，将计数指针改为半定量指针也是一大进步。

3）变异小的指针优于变异大的指针。

4）动态指针优于静态指针，如体温、疗效、体内激素水平变化等，可按时、日、年龄等进行动态观察。

5）所选的指针要便于统计分析。指标的选定应注意以下几点：①客观性是指该指针是客观存在的，不受人的意识左右，可以用一定的方法观察或记录出来，选用易于量化的、经过仪器测量和检验而获得的指针，如心率 / 血压、心电图、脑电图、血气分析、体温、呼吸频率等检查结果，以及病理学的诊断意见、细菌学培养结果等。②特异性即能反映某一特定的现象而不致与其他现象相混淆，如高血压中的血压（尤其是舒张压）可作为高血压病的特异指针；尿生化检测中的尿素氮和肌酐可作为肾衰竭的特异指针。③重复性即在相同条件下，指针可以重复出现。为提高重现性，需注意仪器的稳定性，减少操作的误差，控制动物的机能状态和实验环境条件。在注意到上述条件的情况下，重现性仍然很小，说明这个指针不稳定，不宜采用。④灵敏性即能根据实验的要求，相应显示出微小的变化。它是由实验方法和仪器的灵敏度共同决定的。如果灵敏性差，对已经发生的变化不能及时检测出，或往往得到假阴性结果，这种指针应该放弃。⑤精确性包括准确度和精密度两层意思。准确度是指观察值与真值的接近程度，主要受系统误差的影响。精密度是指重复观察时，观察值与其均数的接近程度，其差值属随机误差。实验效应指针要求既准确又精密。⑥可行性即指针既有文献依据或实验鉴定，又符合本实验室和研究者的技术设备和实际水平。

在设计的实验中还应拟订资料的统计处理方法、统计分析方法、显著性检验方法，并设计好原始资料的记录方式（文字、资料、表格、图像、照片、录像等），原始记录应注明：实验题目、实验人员、实验对象、实验方法、实验条件、实验日期、实验结果。

3．基本程序步骤　　实验性实验与自主性实验的基本程序包括立题、设计、预实验、正式实验、实验资料的收集、实验结果的处理分析、总结和完成论文。

（1）立题　　即选题，是设计实验的首要问题。一个好的选题应具有目的性、科学性、创新性、可行性和实用性。

（2）目的与要求　　说明提出该课题的理论、思路和实验依据，通过实验要解决的主要问题和达到的目的。

（3）实验对象、器材及试剂　　列出本实验所需的动物、主要仪器设备及所需药品等，便于实验前予以准备。

（4）实验方法和步骤　　包括动物的分组、麻醉、固定、手术操作程序、给药方式、实验仪器装置的连接及参数设置等。

（5）观察项目　　提出本实验所要观察的指针及项目。

（6）实验结果　　推测本实验可能出现的实验结果、数据的收集和处理方法。

（7）注意事项　　实验中可能遇到的影响课题成败的问题及解决办法。

（8）参考文献　　列出主要参考文献的作者、题目、出处和出版时间。

【设计性实验与自主性实验的组织实施】

1．时间安排　　实验设计课的时间应安排在实验课结束前夕，在学生已基本掌握相关理论知识、实验方法和技术的基础上进行。教师可提前给学生讲解设计性实验与自主性实验的基本要求，让学生利用课余时间进行查阅资料等准备工作。

2．课堂讨论　　利用一到两次实验课的时间对学生设计的实验进行讨论，对其合理性、可行性进行评价并提出修改和补充意见。实验技术人员进行实验准备。

3．实验的实施　　由学生按照自己设计的实验在教师指导下进行实验操作。实验中要合理分工、团结协作，按照实验设计步骤进行。实验结束后，要及时整理实验结果，实验资料根据需要进行适当的统计学处理并认真写出实验报告。

（隋建峰）

第一节 VBL-100 医学机能虚拟实验室系统介绍

1. 系统概述 VBL-100 医学机能虚拟实验室系统是机能学实验仿真软件，该软件采用计算机虚拟仿真与网络技术，运用客户 / 服务器的构架模式，涵盖了 30 多个机能学实验的模拟仿真。该系统由资料室，准备室，动物房，模拟实验室（含简介、原理、操作仿真、录像和波形模拟 5 个部分），实验考场等部分组成，结构完整、内容丰富。

2. VBL-100 系统客户端操作说明 进入及退出系统：单击桌面上的 VBL-100 医学机能模拟实验系统图标，进入 VBL 系统。VBL-100 系统启动后，用鼠标单击屏幕右下角的 "Enter" 圆形按钮（图 7-1）进入系统主界面（图 7-2）。

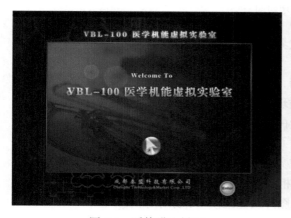

图 7-1 系统进入界面

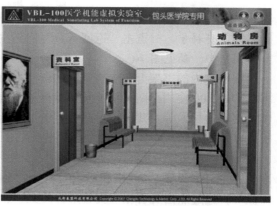

图 7-2 系统主界面

主界面上包括有 4 个房间和一部电梯，它们分别对应于动物房、资料室、准备室、模拟实验室和考试室 5 个部分，用鼠标单击房间的标牌可以进入到不同的房间中。

（1）动物房 点击系统主界面上的 "动物房" 标牌，进入到动物房内，参见图 7-3；在动物房的右上角有两个圆形按钮，分别是："返回首页" 及 "退出系统"。

动物房中除包括各种动物的基本知识外，还包含有动物编号、动物的分类、选择动物以及动物性别识别等基础知识的介绍。点击相应动物门牌的房间即可进入到该动物的介绍页面，如点击猫可查看关于猫的相关知识，在该页面底部有 "生物学特性""生理常数" 及 "应用" 三个按钮，点击后进入到不同的知识点介绍页面，参见图 7-4。

在每个最终知识介绍页面的右上角有三个圆形按钮，分别是："返回首页""返回上一页" 及 "退出系统"，利用这些按钮可以在不同的页面之间转换，参见图 7-5。

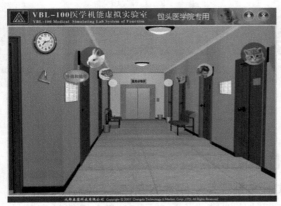

图 7-3　动物房

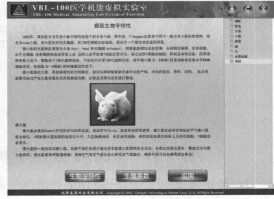

图 7-4　动物介绍

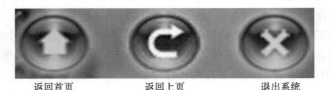

返回首页　　　　　返回上页　　　　　退出系统

图 7-5　操作按钮图示

（2）资料室　　点击"返回首页"回到主界面，然后点击"资料室"的实验室标牌进入到资料室中，参见图 7-6。

资料室内的书架上包含有不同的资料书籍，分别对应了药理学实验、信号采集与处理技术、VBL-100 使用指南、机能学实验概述、病理生理学、传感器技术、生理学实验以及机能学常用实验技术等。我们通过鼠标点击书架上的书本即可进入学习。另外，资料室中的电视机可以播放录像，而桌面上的实验报告则讲解了实验报告的各组成部分。

（3）准备室　　点击"返回首页"回到主界面，然后点击"准备室"实验室标牌进入到准备室中，参见图 7-7。准备室内有两个物品柜，用于存放实验仪器、实验所需试剂及手术器械等，通过点击观看相应实验素材的文字、图片及三维模型介绍来学习。

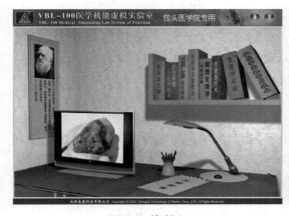

图 7-6　资料室

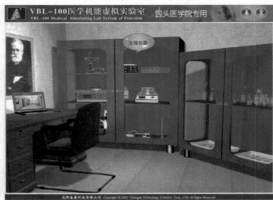

图 7-7　准备室

（4）模拟实验室　点击"返回首页"回到主界面，然后点击"模拟实验室"标牌进入到模拟实验室的电梯中，该电梯将模拟实验室分为生理实验室、药理实验室、病生实验室、人体实验室及综合实验室 5 个单独的内容部分，参见图 7-8。

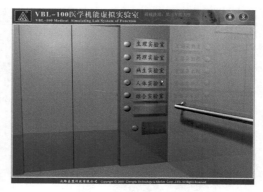

图 7-8　模拟实验室

在模拟实验室中，可以逐步点击相应的实验素材来模拟实验操作过程，操作过程中穿插对药物及操作的考核。实验结果的演示也是在学生进行相应操作后呈现，如给予不同频率电刺激后骨骼肌出现的完全强直性收缩与不完全强直性收缩波形，动脉血压调节实验中学生给予肾上腺素后血压的波形上升等。在实验模拟过程中如果需要查看药物剂量或者忘记手术操作步骤可以适时点击观看演示及录像。对于每一个实验，基本包含有实验简介、实验原理、模拟实验、实验录像、实验波形 5 个部分的内容，单击其相应的按钮，就进入到相应的内容。

下面以动脉血压调节为例进行讲解，其他所有实验模块的操作步骤与此相同或相似，我们不再全部赘述。

实验简介：主要介绍实验目的、实验对象、实验器材和实验药品等内容，如图 7-9。

实验原理：根据循序渐进原则多方位介绍，通过按钮切换不同部分介绍，如图 7-10。

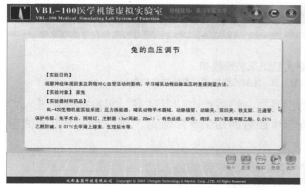

图 7-9　动脉血压简介

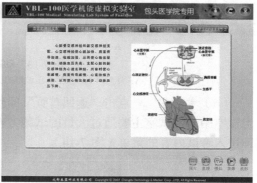

图 7-10　动脉血压原理

实验操作过程模拟：实验操作过程模拟实验部分通过拖动相应的实验材料、实验动物和实验仪器进行真实地模拟实验操作步骤，模拟过程中有些操作通过一小段录像展示，每一步操作均有下一步提示，该提示可根据用户要求隐藏或显示，如图 7-11 动脉实验过程模拟。

实验操作录像：实验录像采用分段观看的方式，可以选择性地观看需要的手术录像部分，如图 7-12 兔气管插管录像。

实验波形：实验结果波形的演示在相应操作后呈现，如动脉血压调节实验中，加入肾上腺素后血压上升，而加入乙酰胆碱后血压下降等，如图 7-13 动脉实验结果波形模拟。

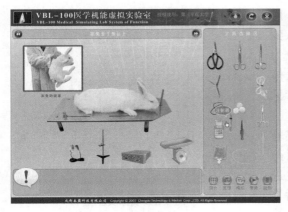

图 7-11　动脉实验过程模拟

图 7-12　兔气管插管录像

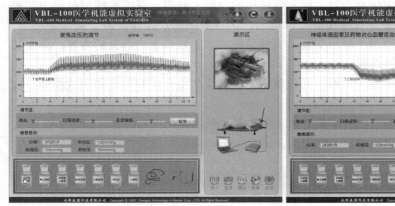
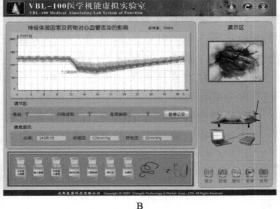

A

B

图 7-13　动脉实验结果波形模拟
A. 注射肾上腺素后血压波形的变化；B. 注射乙酰胆碱后血压波形的变化

（5）考试室　　点击"返回首页"回到主界面，然后点击"考试室"实验室标牌进入到考试室中。考试室主要通过大量的试题考查学生课后的知识掌握能力，点击考试桌上的试卷即进入考试内容的菜单（图 7-14）。

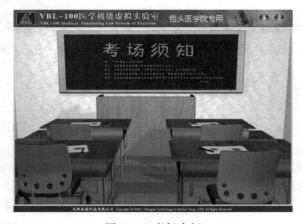

图 7-14　考场介绍

3. 虚拟仿真实验内容　　包括生理实验、药理实验、病理生理实验、人体实验及综合实验五个部分：

（1）生理实验

1）神经-肌肉接头电生理实验包括，①刺激强度与肌肉收缩反应的关系；②刺激频率与肌肉收缩之间的关系；③神经干动作电位的引导；④神经兴奋传导速度的测定；⑤神经干兴奋不应期的测定；⑥减压神经放电；⑦膈神经放电的记录；⑧大脑皮层诱发电位的记录。

2）心血管系统实验包括，①离体蛙心灌流；②期前收缩和代偿间歇；③心肌细胞动作电位；④家兔血压的调节。

3）呼吸系统实验如，家兔呼吸运动的调节。

4）泌尿系统实验如，影响尿生成的因素及利尿药的作用。

5）消化系统实验如，消化道平滑肌的生理特性。

（2）药理实验

1）学习记忆类药物，如药物对动物学习记忆的影响。

2）镇静类药物，如①酸枣仁对小鼠的镇静作用；②安定的抗惊厥作用；③镇痛类药物；④哌替啶的镇痛作用实验。

3）抗炎类药物，如①地塞米松对实验大鼠足趾肿胀的影响；②苯海拉明的药效实验。

4）心血管类药物，如神经体液因素及药物对心血管活动的影响。

5）药物的安全性实验，如药物急性毒性实验。

6）药代动力学实验，如①药物消除半衰期特性曲线；②给药剂量对药物血浓度的影响；③给药途径对药物血浓度的影响；④药物在体内的分布；⑤肝肾功能状态对药物血浓度的影响；⑥多次给药对药物血浓度的影响。

（3）病理生理实验

1）心血管系统实验，如①急性心力衰竭；②心律失常。

2）呼吸系统实验，如急性缺氧。

3）循环系统实验，如①急性失血性休克；②急性高钾血症。

（4）人体实验　　包括，①人体指脉信号的锁定；②人体全导联心电信号的测量；③ABO血型测定；④人体前臂机电测定；⑤人体握力测定；⑥人体心音图的记录和测定简介。

（5）综合性实验　　包括，①兔呼吸运动调节；②影响尿生成的因素及利尿药的作用；③神经体液因素及药物对心血管活动的影响。

【实验要求】

1）进行实体实验前需反复练习。

2）结合仿真实验，明确各实验的实验原理。

（李　轩、徐金贺）

第二节　国家虚拟仿真实验示范项目简介

随着医学和生物学科的飞速发展，前沿实验技术及方法不断涌现，但现有实验课程对于先进实验方法和技术及其应用的教学与实际需求出现严重脱节，一些影响深远、应用广泛、对学科发展具有重要现实和理论意义的研究型和应用型实验方法和实验技术，由于多种原因的限制，不能在本科生实验课堂上开展，这些原因或是项目的实验周期太长、操作难度太大，或是设备昂贵、成本高，不便于大批量学生学习等；而这些研究型和应用型实验项目对于学生了解相关领域的研究进展，提高科研兴趣，开阔视野，推进实践技能和综合素质的培养具有重要意义。

在这种情况下，为了在本科生中开展此类实验项目，最好的途径是利用计算机仿真技术建立专项的虚拟仿真实验项目，以最大限度地缓解所面临的上述困难。为此，中华人民共和国教育部发出了关于开展国家虚拟仿真实验教学项目建设的通知。强调国家虚拟仿真实验教学项目是推进现代信息技术融入实验教学项目、拓展实验教学内容广度和深度、延伸实验教学时间和空间、提升实验教学质量和水平的重要举措。项目建设要求突出以学生为中心的实验教学理念、准确适宜的实验教学内容、创新多样的教学方式方法、先进可靠的实验研发技术、稳定安全的开放运行模式、敬业专业的实验教学队伍、持续改进的实验评价体系，以及显著示范性的实验教学效果。为此，教育部自 2017 年以来按照先建设应用、后评价认定、持续监测评估的方式，分年度认定了一批国家虚拟仿真实验教学项目。其中 2017 年度首批建设没有安排基础医学实验仿真项目认定。本书给出了 2018 年认定的基础医学项目，后续项目将按年度分批认定，可查阅相关网站（http://www.ilab-x.com/），下载分享。

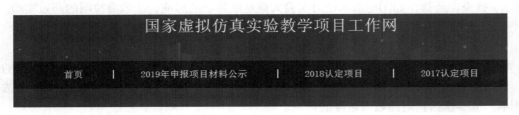

2018 年度国家虚拟仿真实验教学已认定项目（基础医学类）

1）基于 ESP 虚拟患者的气胸临床前整合实验教学。

2）HIV 感染免疫诊断的虚拟仿真实验。

3）人感染高致病性禽流感事件卫生应急演练虚拟仿真实验。

4）失血性休克及其抢救虚拟仿真实验教学项目。

5）心律失常及药物对心肌钠离子通道作用的虚拟仿真实验教学。

6）定量蛋白质组学研究虚拟仿真实验。

7）原发性高血压性心脏病失代偿期心功能的改变。

8）禽流感病毒分离与鉴定虚拟仿真实验。

9）家兔脓毒性休克及救治。

10）实验室安全 VR 教学系统。

11）乳腺癌组织分子分型的免疫组织化学检测方法。

12）炎症的形态学类型虚拟仿真实验项目。

13）生物安全三级实验室人员物品进出流程与防护装备穿戴技术虚拟仿真实验。

14）临床案例导向的泌尿系统虚拟仿真实验。

15）破伤风梭菌毒素致小鼠肌肉痉挛虚拟实验。

16）虚拟仿真技术在人体形态教学中的应用。

17）西部地区高发人兽共患传染性疾病的病原检测、鉴定及诊断。

18）产房分娩及新生儿处理虚拟仿真实验教学。

19）热力烧伤诊疗技能和临床思维训练虚拟仿真教学系统。

20）麻醉学临床技能思维训练综合实验。

21）基于智能化多模态的麻醉虚拟仿真技能训练项目。

22）胸前腋区临床解剖虚拟仿真实验教学项目。

23）血管急重症的临床思维虚拟仿真教学系统。

24）骨科创伤急诊一体化诊治仿真学习操作项目。

25）智能化虚拟高仿真临床综合能力训练课程。

26）失代偿期肝硬化临床诊疗虚拟仿真实验教学项目。

27）基于虚拟标准化患者的病史采集 - 综合思维训练系统。

28）活髓切断术虚拟仿真实验。

29）突面型青少年的正畸虚拟仿真诊疗实验。

30）临床样本病原微生物检测虚拟仿真实验。

31）突发群体食物中毒的应急处置。

32）CT 检查技术虚拟仿真实验。

33）牙拔除术虚拟仿真 - 触反馈 - 多媒体实验教学系统。

34）心血管病虚拟仿真院前院内急救综合技能培训实验项目。

35）急性有机磷农药中毒临床救治。

36）儿童心肺复苏与新生儿复苏临床技能虚拟仿真训练。

37）基于智能数字化患者综合穿刺与人文关怀相结合的虚拟仿真项目。

38）智能化虚拟现实宫腔镜诊断技能培训系统。

39）腹腔镜手术模拟系统在外科手术教学中的应用。

40）虚拟临床实验室漫游—临床实验室规范布局与生物安全防范的虚拟仿真。

41）正畸病例分析诊断及治疗设计虚拟仿真实验。

42）3D 数字化根管预备技术及评测。

43）外科无菌术虚拟仿真教学项目。

44）基于高阶新生儿仿真模拟人的虚拟仿真实验临床技能培训。

45）AR 心脏听诊教学。

46）局麻药毒性反应的虚拟仿真实验教学项目。

47）中医诊断标准化患者虚拟仿真实验。

48）虚拟现实中医正骨手法操作训练项目。

49）基于国医大师熊继柏经验之中医临床技能虚拟仿真教学系统。

50）针灸适宜病症诊疗思维与技能交互训练。

51）针刺手法 3DVR 虚拟仿真综合实训。

52）运用 VR 技术模拟针刺临床常用重点穴位及危险穴位实验。

53）中医针灸虚拟仿真实验教学项目。

54）基于名医诊疗病例的中医临床思维与技能训练。

55）禁毒关键技术虚拟仿真实验。

56）钙通道阻滞剂类降压药药效学虚拟仿真实验。

57）中药传统剂型黑膏药的制作虚拟仿真实验。

58）中药鉴定 3D-MR 虚拟仿真实验。

59）小容量注射剂的制备及质量评价虚拟仿真实验。

60）中药新药研究虚拟综合性实验。

61）现代中药制药过程虚拟仿真实验项目。

62）重组 SOD2 蛋白中试规模制备的虚拟实验教学项目。

63）基于 VR 技术的强心苷药理作用虚拟仿真实验。

64）根茎类中药材现代化前处理虚拟仿真实验。

65）科研成果转化的药学虚拟仿真实验教学。

66）抗流感病毒活性药物的设计与筛选。

67）基因工程技术制备门冬酰胺酶（冻干粉针）工艺的虚拟仿真实验。

68）卡巴他赛半合成及注射液制备虚拟仿真实验。

69）药物分析实验 - 复方左炔诺孕酮片含量均匀度检查。

70）压力性损伤护理的虚拟仿真实训。

71）股骨颈骨折合并糖尿病患者护理。

72）上消化道出血患者的护理虚拟仿真实验。

73）毒蛇咬伤的救护思维—以银环蛇为例。

74）分娩护理虚拟仿真实验教学。

75）自然分娩接产术虚拟仿真实验教学项目。

76）车祸致多发伤患者的院前急救与院内监护虚拟仿真实验项目。

（隋建峰）

第三节　光遗传学虚拟仿真实验

　　光遗传学技术是把光控技术和遗传学技术有机结合后产生的一项能够实现对特定细胞或分子功能进行精确干预的变革性技术。该技术在生命科学、医学等领域应用非常广泛，且不断取得里程碑式的突破。通过病毒转染、转基因动物等方式将光敏感通道蛋白的基因转染到靶细胞（如神经元、胶质细胞、心肌细胞、干细胞、肿瘤细胞等），使靶细胞表达外源性的光敏感通道蛋白，然后通过光刺激靶细胞膜上光敏感通道使其开放，靶细胞内外的离子发生转移，从而兴奋或抑制靶细胞。因此，该技术在时间上的精确度可达到毫秒级别，在空间上的精确度则能达到单个细胞级别。

光遗传学技术在多学科领域中均具有广阔的应用前景，但受到实验周期、成本、通过量、复杂性等因素的限制，此类影响深远、应用广泛、对学科发展具有重要现实和理论意义的实验方法和技术往往不便于在本科生实验课堂上开展；然而类似光遗传学技术的前沿实验项目对于学生了解前沿技术和相关领域进展、提高科研兴趣、开阔视野、推进实践技能和综合素质的培养具有重要意义。因此，为了在五年制本科生中积极开展此类实验，我们近期利用计算机仿真技术建立了专项的虚拟仿真实验项目——"光遗传学技术及光激活神经元促进动物觉醒的实验观察"，已得到初步应用和完善。

1. 软件概述 该项目基于互联网技术平台研发，运用客户/服务器的构架模式，具有远程学习功能，可实现即时学习及资源共享，具有良好的开放共享性和终端兼容性，有助于本科生的线上实验教学和课外自学应用。软件由实验目的、原理、设备、材料、虚拟操作仿真5个部分组成，结构完整、内容丰富。

该虚拟仿真实验的主要内容包括：首先模拟微量定位注射技术及其应用——将特定的病毒载体（pAAV2/8-EF1a-DIO-hChR2（H134R）-mCherry）注射到 Orexin：Cre 转基因小鼠的外侧下丘脑区，一段时间之后，光敏感蛋白将成功表达在小鼠外侧下丘脑 Orexin 神经元上，然后模拟埋置光纤过程，并模拟采用 473nm 的蓝光照射激活外侧下丘脑 Orexin 神经元兴奋，使睡眠小鼠出现觉醒。

学生通过电脑软件仿真操作完成整个实验过程，可以学习光遗传实验技术的基本原理、光敏感通道蛋白基因的转染法（病毒转染法）、脑组织冰冻切片、在体细胞外记录以及动物睡眠-觉醒行为记录和分析方法等。

2. 客户端操作说明和主要内容 进入及退出系统：单击桌面上的"光遗传学虚拟仿真实验"图标，进入系统。系统启动后，用鼠标单击屏幕右下角的"进入项目"按钮（图 7-15）进入系统主界面（图 7-16）。

主界面左侧包括 5 个按钮，分别对应于实验目的、实验原理、实验仪器及设备、实验材料、虚拟实验操作 5 个部分，用鼠标单击其一可以进入到不同项目进行查阅。

第 1 部分实验目的主要介绍该实验应该了解、理解和掌握的内容。第 2 部分实验原理主要介绍光遗传学技术的发展历史、工作原理和特点，以及睡眠与觉醒主要调控脑区及其相关神经机制。第 3 部分实验介绍该实验需要的主要仪器和设备。第 4 部分介绍该实验需要的实验动物以及相关实验材料。

前四个部分快速浏览后，可点击进入"虚拟实验操作"界面（图 7-17）。该界面右侧包括六个实验模块的按钮，"病毒选择和包装""实验动物选择和准备""光敏感通道蛋白基因的转染（图 7-18）""病毒表达情况的组织学验证""光敏通道功能的在体细胞外电活动验证""光敏通道激活控制动物觉醒状态及脑电和肌电活动记录"，可依次点击进行实验仿真。

前两步是实验准备。核心操作流程是"光敏通道激活控制动物觉醒状态及脑电和肌电活动记录"，这里可以依次点击完成如下操作：麻醉、固定；头皮手术；定位和开颅手术；光纤和电极植入；Headstage 固定；连接光刺激和记录设备。最后的操作是，激活下丘脑区光

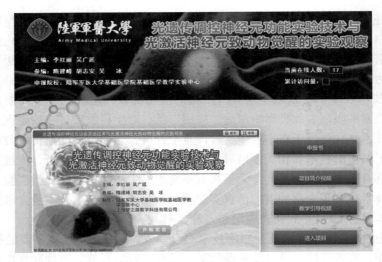

图 7-15　虚拟仿真软件界面

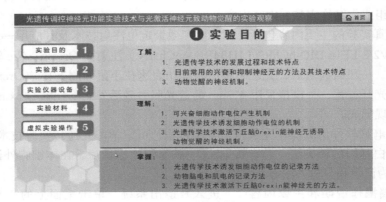

图 7-16　系统主界面

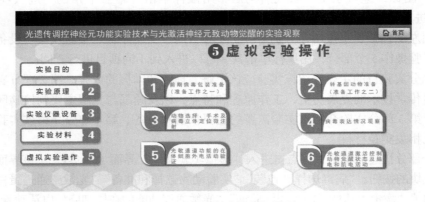

图 7-17　"虚拟实验操作"界面

遗传标记的神经元诱导的觉醒效应观察：待小鼠在安静的环境中睡眠后，首先记录自发脑电及颈部肌电活动，473nm 蓝光刺激下丘脑 orexin 神经元（10Hz、10ms 波宽、20s、3mW），观察小鼠觉醒状态的变化，并同步观察脑电及肌电活动的变化。

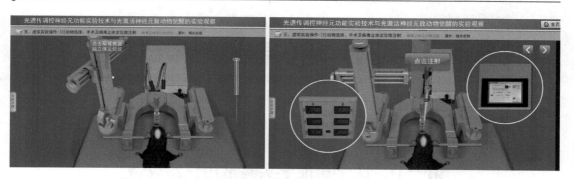

图 7-18　光敏感通道蛋白基因的转染即病毒注射的实验操作界面

3. 实验学习与操作效果评定　　在该虚拟软件的最后 1 部分，统计分析了学员学习和操作该虚拟仿真软件过程中，对关键理论知识点和实验操作的掌握情况，以了解学员的理论知识和实验操作的掌握情况（图 7-19）。

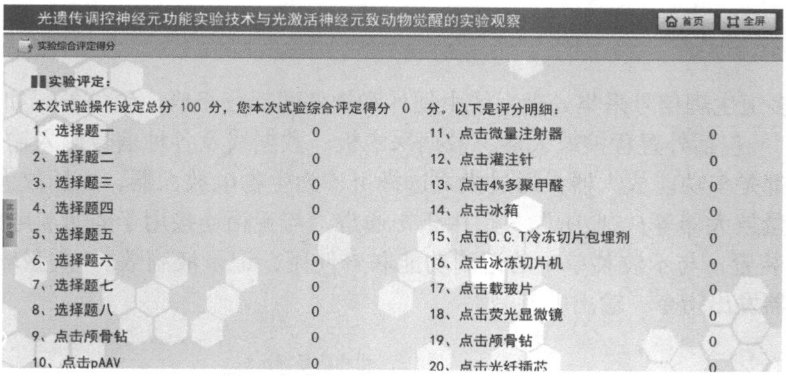

图 7-19　实验学习与操作效果评定的界面

（吴广延）

第八章
基础医学实验常用仪器设备和技术

第一节　医学机能学实验常用仪器设备

一、RM6240 多道生理信号采集处理系统

RM6240 多道生理信号采集处理系统集生物信号采集、放大、显示、记录与分析为一体。系统具有多道多功能全程控放大器及记滴、监听、全隔离程控刺激器等设备。采用外置式结构，计算机通过 EPP 并口或 USB2.0 接口与其连接实现通讯。

（一）系统组成

RM6240 多道生理信号采集处理系统由硬件和软件两部分组成，硬件外观如图 8-1。

1. 硬件　　包括外置程控放大器、数据采集板、数据线及各种信号输入输出线。"通道1、2、3、4"都是多功能放大器，通过模式选择可称为生物电放大器、血压放大器、温度放大器、呼吸流量放大器等；"监听"只适用于 1 通道，与音箱连接用于监听放电的声音；"受滴"连接记滴装置，与示波菜单中的记滴功能联合使用，记录液滴数。"刺激输出"由示波中的程控刺激器发出指令，输出电刺激。

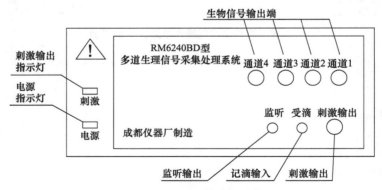

图 8-1　RM6240BD 外置仪器前面板

2. 软件　　（RM6240 生物信号采集处理系统）主要由 RM6240.EXE 及多个实验子模块组成。

（二）系统工作环境

RM6240 生物信号采集处理系统的工作过程中分三个环境，即示波、记录和分析环境。

1. 示波环境　　在示波环境点击"开始示波"命令（示波菜单），系统即开始采集信

号，并把采集到的信号波形实时显示出来。在此环境中可以调节各种实验参数如控制参数区的参数，也可以选择各种实时处理模式如参数监视区的频率谱、相关图和直方图等，也可以选择刺激器和记滴等功能。示波时采集的信号只作实时显示，但未记录到硬盘。在示波环境中的几个重要参数介绍如下：

（1）通道模式　　用来选择放大器的工作模式，系统的放大器是全功能程控放大器，通过通道模式选择各通道的放大器均可成为生物电放大器、血压放大器、桥式放大器、温度放大器、呼吸流量放大器等，如做血压实验时，应选择血压模式。系统预先设置了生物电、血压、体温、温度、pH、呼吸流量等通道模式，并已打开了生物电和血压模式。其他模式可利用"创建新量纲"功能，自行打开已有模式或创建新的模式。注意，使用系统预先创建的模式应使用指定的换能器或放大器，否则需重新定标。

（2）采集频率　　指系统采集数据的频率。如采集频率100kHz，表示系统以100000点/s的速度采集数据。由于计算机画一个波形是以若干点组成的，所以采集频率应高于信号频率若干倍才能分辨出有效信号。采集频率也不是越高越好，对于低频信号，选择过高的采集频率非但对显示波形没有改善，反而会占用过大存储空间，需要在实验中根据所采集生物信号来具体调节。该系统共有21档采集频率（从1Hz～100kHz），每一档采集频率均有若干挡扫描速度供选择，各通道扫描速度独立可调。如选择了同步扫描，则各通道扫描速度均相同。

（3）扫描速度　　指计算机显示波形的速度，如1s/div，表示水平方向一个大格代表1s时间，相当于描笔式记录仪的走纸速度。与描笔式记录仪不同的是，该系统扫描速度不是唯一的。例如：采集频率为200Hz时，可选择100ms/diV的扫描速度，但在采集频率为8kHz时，也可选择100ms/diV的扫描速度。但二者的物理意义不同，前者频率响应低，后者频率响应高，前者无法观察神经放电现象，后者则可观察。而对观察脉搏波这种低频信号来说，二者效果差不多，但前者数据量为后者的1/40，显然前者有助于节约数据存储空间。

（4）灵敏度　　用于选择放大器的放大倍数。当观察到的信号太大或太小时，应相应地减小或提高灵敏度。

（5）时间常数　　用于调节放大器高通滤波器的时间常数，它与高通滤波器的低频截止频率成反比关系。高通滤波器用来滤除信号的低频成分，信号的有效成分频率越高，应选择的时间常数越小，如做神经实验时，因有效信号频率高，应该选择小的时间常数，将低频成分隔离掉，以有助于基线的稳定。有效信号频率低时，应选择高的时间常数或选择直流，如做胃肠电实验时选择5s的时间常数、做张力实验时选择直流等。时间常数代表放大器低频滤波的程度，如1s、0.1s、0.01s、0.001s分别对应放大器的下限截止频率为0.16Hz、1.6Hz、16Hz、160Hz。时间常数越小，下限截止频率就越高，亦即对低频成分的滤波程度越大。当选择直流时，放大器不做高通滤波，此时放大器将信号中的交流和直流成分均做了放大。

（6）滤波频率　　用来滤除信号的高频成分。当信号有效成分频率较低时，应选择低的滤波频率，以滤除高频干扰。如观察脉搏波时，选择10Hz的滤波，代表此时放大器的上限截止频率为10Hz，可将10Hz以上的各种干扰滤掉。

2. 记录环境　　点击"记录"键，系统即开始显示波形，同时以临时文件的形式将采集到的信号实时存储到硬盘。在退出系统之前正式存盘才能转换为正式文件。记录状态下可调节各种实验参数和模式，但有些参数如采集速度必须在示波状态下才能使用。在记录状态下双击鼠标左键可以激活或取消系统具备的计时功能，通过单击鼠标右键可以在所需通道上打上中文词条标记。

3. 分析环境　　从记录状态停止记录或打开一个已记录存盘的文件，系统即进入分析状态。由分析状态系统可以对记录波形进行各种测量、分析、编辑和打印。

（三）系统操作说明

打开计算机进入 Windows 桌面，双击"RM6240 生物信号采集处理系统 2.x"图标，进入实验系统界面（图 8-2）。

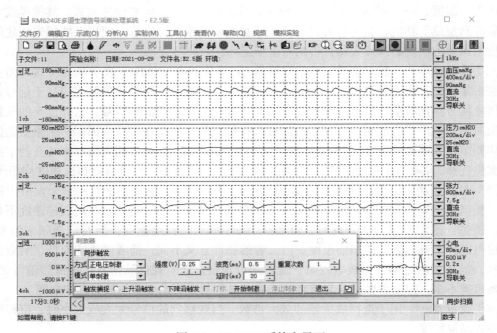

图 8-2　RM6240 系统主界面

1. 软件说明

（1）菜单条　　显示顶层菜单项。选择其中的一项即可弹出其子菜单。

（2）工具条　　工具条的位置处于菜单条的下方，工具条可以提供一种快捷途径。菜单条中最常用的指令，都能在工具条中找到对应的图标（只需鼠标直接点击即可）。在操作工具条时，一旦鼠标指向某图标即会弹出其指令名称。

（3）控制参数区　　位于主界面的右侧，有 4 个通道的参数控制。其中每个通道都是独立的多功能放大器，均可作血压放大器和生物电放大器等。由通道模式决定当前通道的放大器模式和调节灵敏度、时间常数、滤波、扫描速度等参数。

（4）监视参数区　　位于主界面的左侧，该区设有"选择"项，可进行实时显示参数、频率谱、相关图、微分、积分、直方图、数字滤波，并对图形进行测量（用鼠标点开"选择"按钮进行选择）等分析处理。

（5）信号显示区　　位于主界面的中心，可同时显示 4 种生物信号，以及用于显示分析波形和刺激信号等。

（6）标记框　　位于工具条的右下方。标记方式有词条标记、时间标记、标记组等。标记时，在记录、暂停或分析状态用鼠标右键在各个通道波形的任意位置加入标记。如果标记框内没有所需内容，可点击"＋"添加；或点击"－"删除。只能在系统处于记录环境时，对通道上的图形进行标记。

2. 使用说明

（1）示波　　　见图 8-3。

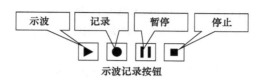

图 8-3　示波面板

开始示波：用此命令将开始显示采样波形，此时各通道中开始显示所采集的波形，但此时并没有记录波形，只显示采集的波形。

开始记录：用此命令将开始记录采样波形，从开始点击该按键的时刻开始，通道所采集的波形将记录下来，直到暂停或停止示波。

暂停记录：用此命令将暂停记录采样波形，如再次点击该按键，可以继续采集并记录波形，此时记录的波形保存在同一子文件中。

程控记录：用于需长时间观察并断续记录的实验。单击菜单中"程控记录"按键，弹出设置对话框。系统将根据用户所提供的"组数""开始记录时间"和"记录时间（长度）"自动记录波形（共 12 组）。若需中途停止"程控记录"，请在停止示波后，点击"新建"按钮，之后再进行其他操作。

记滴：用此命令将弹出记滴对话框。在示波菜单中，选择记滴功能，弹出记滴对话框。选择"开始记滴"按钮，在"开始时刻"对话框中系统自动记录这一时刻，并在"速率"框中自动显示当前滴液的速率。此时"开始记滴"按钮变为"停止记滴"，在需要的时候，按"停止记滴"按钮。系统自动显示记滴时间、滴数和平均速率。

刺激器：程控刺激器为一弹出式浮动窗口，可满足各种实验刺激的需要。

1mV 校验开关：在系统输入端接入（或断开）一个 1mV 的直流信号，供检查和校验仪器使用。

50Hz 陷波开关：用于打开（关闭）50Hz 陷波。

导联开关：用于选择与专用 EGC 导联转换器接通的通道。

取消所有零点偏置：取消所有通道由软件完成的零点偏移。

取消所有校验系数：取消所有通道的校验系数。

（2）分析菜单命令

上一实验：在分析状态下进入上一实验子项目（即打开上一子文件）。

下一实验：在分析状态下进入下一实验子项目。

头实验：在分析状态进入第一个实验子项目。

尾实验：在分析状态进入最后的实验子项目（即最近所进行的实验子项目）。

波形前移：按小键盘上的"＋"键或按住"Shift"再按"＋"键使波形前移一格或十格。

波形后移：按小键盘上的"－"键或按住"Shift"再按"－"键使波形后移一格或十格。

标记查询：用于找到标记所在的位置，点击后将弹出菜单，可选择不同的查询方式：词条查询、时间查询，根据对话框进行操作。

开始反演：开始自动重复反演当前实验所记录波形。

鼠标捕捉：该功能主要用于确定一个图形区域，并将该区域图形进行复制。使用方法：在欲复制的波形左上角单击鼠标左键，然后松开鼠标，在欲复制的波形右下角再单击鼠标左键，即可复制选取的波形。此后可在"Microsoft Word"或"画图板"用粘贴功能粘贴该波形。

缺省测量命令：默认为取消测量。其快捷键是"ESC"键，用于取消分析状态下上一次所选择的测量功能。

移动测量：选择后，鼠标移动到信号波形的某一点，系统就在屏幕上及数据板中显示该点的时刻和振幅。

斜率测量：在分析菜单中单击"斜率测量"或在工具栏中单击图标均弹出菜单。斜率测量分为"移动测量"和"两点测量"两种方式。选通后，点击通道信号的某一点，系统就会在屏幕上显示该点的斜率。

面积测量：选中后，界面出现"面积测量参数设置"对话框，有三种方式可供选择。

区域测量：用鼠标在需要测量的区域两端各点击一次，则系统自动测量两点间的时间，以及该区域内的信号最小值、最大值、峰 - 峰值、平均值，并将数据自动粘贴在数据板上。

传导速度测量：用于"神经干动作电位"实验中传导速度的测定（进入测量对话框后，先输入电极距离。此后如选择手动测量，用鼠标确定一、二通道两个动作电位波形的时间差，即完成测定。如选择自动测量则可自动确定一、二通道两个动作电位波形的传导速度）。

自动单点测量：当需要对记录的数据进行按时间点测量，自动测量则可以根据用户提供的"起始时间""终止时间""间隔时间"，系统将自动搜索到对应时间点的幅度值，并将结果列表显示于 Excel 中。

周期测量：此命令用于进行周期、频率、波动率的测量。用鼠标左键在若干个连续的周期波的相同位置各点击一次，然后点击鼠标右键，系统即自动测量出若干个波的平均周期、频率和波动率。例如，在一段波形上选择两个连续的波峰（或波谷）各点击一次，这时再点击鼠标右键，即可测量出这段波形的周期、频率和波动率。

数据输出：在原始波形上用鼠标确定区域的起点和终点，之后会提示保存文件的路径，该功能会像文件菜单中的导出数据功能一样，将两点间的数据导出。该数据将分为数据文本 *.txt 和参数文本 *.doc。数据文本记录了波形数据的时刻和对应该时刻的数值。参数文本记录了波形数据所在通道的采样率、时间常数、灵敏度、滤波常数、导联方式。

注：如果需要查看数据文本的数据，建议用 Windows 自带的写字板打开。参数文本建议用 Windows 自带的写字板或者 Word 打开。

（3）实验菜单　　实验模块是针对生理实验教学项目而开发，系统预设置了几十个实验项目的参数以供用户参考。利用该功能，可自行设计和设定若干实验项目。

自定义实验项目：打开保存的自定义实验项目文件，系统将自动调整好自定义实验参数。

最近实验参数：用户再次进入系统后，可用此方式让系统恢复上次实验的各项参数值。

（4）工具菜单命令

坐标滚动：选中后，各通道右边（即监视参数区）将弹出一滚动条，拉动该滑动块可使坐标和波形一起沿垂直方向快速滚动，点击滚动条上下两端的箭头，则缓慢滚动，从而扩大了波形的显示范围。

零点偏移：用于通道的零点调节。其正负调零范围最好不要超过放大器当前灵敏度挡的范围（即垂直方向 ±1 大格），否则将影响放大器的动态范围，如果零点偏移太多，应调节换能器本身的零位。

快速归零：当波形输出为直流挡时，如果此时选择快速归零功能，系统将记下此时的波值，以后的波形都将减去记下的这个波值（一般不用）。

横向缩放：该功能是利用鼠标键将信号沿 x 轴方向放大或缩小，即改变通道扫描速度。具体使用方法：单击鼠标左键，波形放大；单击鼠标右键，波形缩小；双击鼠标左键，波形还原。

纵向缩放：该功能是利用鼠标键将信号沿 y 轴方向放大或缩小，即利用软件改变通道灵敏度，具体使用方法同上。

溢出指示：在采集信号波形时，若波形偏移出通道可视范围，则利用该功能即可知道波形偏移方向及偏移量。

浏览视图：用于分析状态，浏览该记录文件的所有波形。点击后，系统将按 16 幅为一屏顺序展示记录波形。

波形图板：打开波形图板，可对所选的波形，进行各种图形处理。例如，对波形进行剪切、擦除、粘贴等处理。

选项：用户可自行选择波形的颜色、走纸方向、网格的颜色及显示方式，等等。

导入实时数据：在记录状态打开"实时显示参数"功能，点击快捷键即可将实时显示的参数及点击该键的时间导入数据板中，以便用户事后分析。

显示记录时间：在记录状态或分析状态，显示各通道波形的具体记录时间。

显示所有通道：将当前所有通道的波形在一个通道内显示，即波形合并。

拆分示波：将各通道（合并通道除外）一分为二：右边显示新波形，左边显示已记录的波形。拉动滑动块观察记录的波形并和当前波形做比较。

（5）刺激器功能（下框为程控刺激器的操作界面）　　见图 8-4。

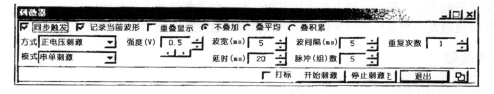

图 8-4　程控刺激器操作界面

刺激输出模式：正电压、负电压、正电流、负电流（后三种模式对应 RM6240C 型）。

刺激输出方式：单刺激、串单刺激、连续单刺激、自动串单刺激、双刺激、串双刺激、连续双刺激、自动串双刺激、定时刺激。

波宽：刺激脉冲高电平（图 8-5）。

频率：刺激脉冲频率［单位时间内（每秒）刺激脉冲数］。（图 8-5）

$$周期（T）=1/频率（f）$$

强度：刺激的强度（图 8-5）。

脉冲数：串脉冲（单刺激或双刺激）时的刺激脉冲个数（图 8-5）。

波间隔：双刺激时第一个刺激脉冲和第二个刺激脉冲之间的时间间隔（图 8-5）。

延时：刺激脉冲发出之前的初始延时（图 8-5）。

主周期：当重复次数大于 1 时，主周期即为每次刺激组的总时间，但是主周期必须大于有效刺激时间（即刺激动作没完成之前，主周期不可结束）（图 8-5）。

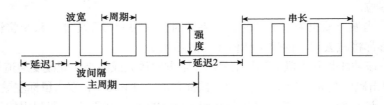

图 8-5　刺激器有关参数示意图

同步触发：一旦选择同步触发，系统采集信号和刺激器发刺激脉冲即同步进行，每发一次刺激，系统采集并显示一屏波形。利用同步触发，可以对信号叠加平均，使信号噪声进一步降低。

不叠加：每发一次刺激，显示一屏最新采集的原始波形。

叠平均：每发一次刺激，以当前采集的一屏波形和此前同步采集的所有波形叠加平均再显示。

叠累积：以当前采集的一屏波形和此前同步采集的波形叠加后再显示。

重叠显示：此功能可将不同刺激（强度、波宽）的多次刺激反应重叠显示在同一屏幕上，非常有利于刺激效应的比较。

记录当前波形：系统以子文件形式保存当前屏幕的波形。

开始刺激：产生刺激信号（也可将刺激器界面最小化后利用工具条上的"开始刺激 / 停止刺激"快捷键产生）。

触发捕捉：可在任一通道中用鼠标将幅度阈值设定在所需位置，以后每点击一次刺激器的"开始捕捉"按键，则在信号达到该设定值时，系统按设定的捕捉方式自动产生一次刺激脉冲。

上升沿触发：当采样信号上升沿达到阈值时，触发刺激器发出刺激信号。

下降沿触发：当采样信号下降沿达到阈值时，触发刺激器发出刺激信号。

二、换能器

换能器也叫传感器，是将一种能量形式转变为另一种形式的器件。医学生物学常用的换能器是将一些非电信号（如机械、压力、光、温度、化学等的变化）转变为电信号，然后输入不同的仪器进行处理，以便对其所代表的生理变化进行深入的分析。换能器的种类很多，生理学实验中较常用的有张力换能器和压力换能器两类（图 8-6）。

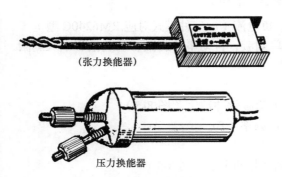

（张力换能器）

压力换能器

图 8-6　压力和张力换能器

（一）张力换能器

1. 工作原理　某些导体或半导体材料在外力作用下发生变形时，其电阻也会发生改变，即"应变效应"。张力换能器就是利用这种材料的特性，将其做成较薄的应变片，用这种应变片制成的两组应变元件分贴于悬梁臂的两侧，作为桥式电路的两对电阻，两组应变片中间利用可调电位器与$-3V$直流电源相接。当外力作用于悬梁臂的游离端并使其发生轻度弯曲时，则一组应变片的一片受拉，一片受压，电阻向正向变化；而另一端的变化相反。由于电桥失去平衡，即有微弱的电流输出，经放大后可输入示波器、微机显示或记录仪描记。

换能器的灵敏度和量程决定于应变元件的厚度。悬梁臂越薄越灵敏，其量程的范围也越小。换能器的量程范围应根据所做实验来决定，例如，蛙腓肠肌实验的量程在$100g$以上，肠平滑肌实验在$25g$，而小动物心肌乳头肌实验则在$1g$以下。

2. 使用方法　　先将待测组织或肌肉的一端固定，在保持组织或肌肉自然长度的情况下，将另一端扎线穿过悬梁臂前端小孔，结扎并固定。换能器的一端接入生物信号放大器。

3. 使用注意事项

1）换能器的应变元件非常精细，使用时不能用猛力牵拉悬梁臂，以免损坏换能器。

2）换能器应水平地安置在支架上。正式记录前，换能器应预热$30min$，以确保精度。

3）做一些特殊实验时，防止生理盐水等溶液渗入换能器。

（二）压力换能器

1. 原理和结构　　压力换能器是将各种压力变化（如动、静脉血压，心室内压等）转换为电信号，然后将这些电信号经前级放大器放大后，再输入微机或示波器显示。压力换能器的结构如图8-6，头端是一个半球形的结构称为压力仓，内充生理盐水，其内面后部为薄片状的应变元件，组成桥式电路。其前端有两个侧管可连接三通开关，一个用于排出里面的气体，另一个接导管直接插入血管或心室测量压力。

2. 使用及注意事项

1）压力换能器在使用时应固定在支架上，不得随意改变其位置，使用前预热$30min$，待零位稳定后方可进行测量。

2）换能器在进行测量前，要将两个侧管与三通接好，不得有泄漏现象，可用压力计先预压$2\sim3$次，然后再调整零位基准，即在没有压力之前，压力换能器的输出电位应为零。

3）换能器有调零电位器，可单独调节，也可与记录仪配合调节。

4）注意将压力仓内垫圈垫好，以免漏水，使测量不准确。

三、微电极放大器

SWF-1W型高阻微电极放大器是专门与RM6240B/C多道生理信号采集处理系统配套使用的高阻微电极放大器，与微电极结合用于单细胞或单纤维的膜电位及细胞放电等研究，放大器电压以$1:1$输出，利用RM6240B/C多道生理信号采集处理系统对测量结果进行分析。

（一）仪器的主要技术指标

其主要技术指标，包括：输入阻抗：$>10^{12}\Omega$；输入电流：$1pA\ max$；频率响应：DC约$10kHz$；调零范围：$-1\sim+1V$。

（二）仪器调节旋钮、开关及接插件连接说明

本仪器由测头和主机组成，主机面板如图 8-7 所示。

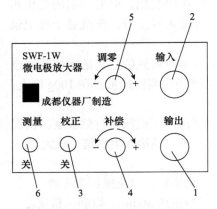

图 8-7　SWF-1W 型微电极放大器的
面板示意图

1. 输出插座　　该插座是五芯插座，通过连接电缆将微电极放大器与 RM6240B/C 多道生理信号采集处理系统输入通道连接。

2. 输入插座　　输入插座为七芯插座，用于连接微电极放大器测头。注意：微电极放大器测头有红、黑两输入引线，其中红色端是正端，微电极的引线应与其相接；黑色端是接地端，与微电极配套使用时，参比电极接于这个端子。

3. 校正开关　　开关打开时，仪器内校正信号加至测头，若电极已和样品接通，则微电极放大器将输出 200Hz 方波。校正完毕应将该开关关闭再进入实验。

4. 补偿旋钮　　用于对测头及其微电极的分布电容进行补偿。该调节器是一个 10 圈的多圈电位器。由于微电极及其引线与地之间存在分布电容，该分布电容的存在将影响仪器的输入阻抗及频率响应，引起信号失真。顺时针调节该旋钮，将对分布电容进行补偿以减少输出波形失真。但过量的补偿将引起放大器振荡，因而补偿要适量。

5. 调零旋钮　　对于静态电位等，调节该旋钮，可以补偿到零电位。

6. 测量开关　　开始实验时将其打开，试验结束后将其关掉。

（三）仪器使用方法

在仪器工作过程中，测头、微电极、被测物等一定要放在屏蔽室内，屏蔽室应与 RM6240B/C 多道生理记录系统后面板的接地端子接通。由于微电极的内阻很高，若微电极、测头等不放入屏蔽箱内，则极易引进各种外界干扰，无法观测所需结果。为减小干扰，在实验操作过程中，操作者应接地（可通过接触屏蔽网或在手上戴接地环实现），具体操步骤如下：

1. 仪器连接　　将微电极放大器测头连接插头插入放大器输入插座；用连接电缆将微电极放大器接入 RM6240B/C 多道生理记录与处理系统任意输入通道（如通道一，图 8-8）。

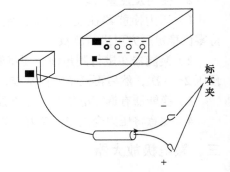

图 8-8　微电极的使用连接示意图

2. 开机　　开启 RM6240B/C 多道生理记录与处理系统电源，并使系统进入示波状态。

3. 调零　　将微电极放大器测头的输入线短接，将微电极放大器面板上的校正开关拨到"关"，然后在系统工作状态下，调整 RM6240B/C 相应通道参数（时间常数设为"直流"，灵敏度可先设为"100mv"），如果出现电位偏转，表示放大器的零点未调好，应先调节微电极放大器面板上的"调零"旋钮，顺时针方向为正，逆时针方向为负，直至消除电位偏差。

4. **补偿**　　将微电极放大器测头正负输入端接上一个 10MΩ 的电阻，打开微电极放大器面板上的校正开关，调整 RM6240B/C 相应通道的参数（采样频率设为 "20kHz"，扫描速度设为 "100ms/div"，时间常数设为 "直流"，灵敏度可设为 "25mV"，滤波频率设为 "3kHz" 或 "OFF"），这时屏幕上出现一串方波信号。顺时针逐步调节 "补偿" 旋钮，使方波信号的上升沿基本呈直线上升，然后关闭校正开关，此时放大器应无自激振荡现象（振荡时屏幕上出现满屏的高频信号），若放大器出现自激振荡，表明补偿过度，此时应将补偿调节旋钮逆时针旋转，减小补偿量，直至振荡消除。如果方波信号呈弧形上升，表示高频响应不好，应加大补偿量。总之，补偿量的控制应兼顾放大器的稳定和高频响应两方面，以放大器不出现自激振荡为先决条件。若被测信号频率不高（如 200Hz），补偿量处于最小位置也足以满足要求。

5. **测试**　　补偿调节完毕，应关闭校正开关，然后将 RM6240B/C 相应通道调节到实验所需参数即可进行测试。

（四）玻璃微电极的高阻测量方法

先将微电极放大器测头正负输入端接上一个 10MΩ 的电阻 R，重复上面补偿操作步骤，补偿完毕后保持校正开关处于 "开" 状态，此时用 RM6240B/C 记录并读取方波的峰—峰值 V_1（打开实时显示参数，V_1 预设值为 5mV 左右）；取下微电极放大器测头正负输入端所接的 10MΩ 电阻，然后接入玻璃微电极（可将测头正端接微电极，微电极尖端与生理盐水接触，测头负端通过引线或直接与生理盐水接触），此时记录并读取方波的峰—峰值 V_2：

$$玻璃微电极内阻 = \frac{V_2}{V_1} \times R$$

例如：$(V_2/V_1) = 2$，$R = 10MΩ$，则表明微电极内阻力 20MΩ。

注：若信号噪声偏大，有可能受到 50Hz 工频干扰，将软件界面的 "50Hz 陷波开 / 关" 打开，看看噪声有否减小。

四、电极

为了引起可兴奋组织的反应，可以给予其各种刺激，如温度、机械、化学等刺激，但最常用的是电刺激。电刺激可以从许多仪器获得，现多采用电子刺激器。本实验室所用刺激器是全部安装在微机内的。刺激器输出的电脉冲必须通过电极才能作用于组织或细胞。下面仅介绍常用的几种，电极依其使用目的不同，可分为普通电极、保护电极、乏极化电极、微电极等。

（一）普通电极

通常是在一绝缘管的前端安装两根电阻很小的金属丝（常用银丝），其露出绝缘管部分仅 5mm 左右，金属丝各连有一条导线（图 8-9A），分别与刺激器的输出端（作刺激电极用时）或放大器的输入端（作记录电极用时）相接。使用此种电极时，应注意电极不要碰到周围的组织。

（二）保护电极

其结构与普通电极相似。特点是前端的银丝嵌在电木保护套中（图 8-9B），使用此种电

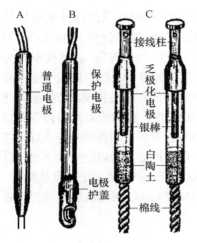

图 8-9　各种电极

A. 普通电极　B. 保护电极　C. 乏极化电极

极刺激在体神经干时，可保护周围组织不受刺激。

（三）锌铜弓（叉）

锌铜弓实际是一个带有简单锌铜电池的双极刺激电极，常用来检查坐骨神经腓肠肌标本的机能状况。其结构是平行排列的一根粗锌丝和一根粗铜丝，二者的顶端焊接在一起，固定于电木管内，当锌铜弓与湿润的活体组织接触时，由于 Zn 较 Cu 活泼，易失去电子形成正极，使细胞膜超极化，Cu 得电子成为负极，使细胞膜去极化而兴奋。电流按 Zn→活体组织→Cu 的方向流动。注意：用锌铜弓检查活体标本时，组织表面必需湿润。

（四）乏极化电极

当用直流电刺激组织或记录直流电位（例如细胞膜静息电位）时，由于细胞内、外液均为电解质溶液，当两电极间的回路中有直流电通过时，阳极周围将有负离子堆积，阴极周围将有正离子堆积。时间越长，两极下堆积的相反离子越多，此即极化现象。这些堆积的极性相反的离子会产生反向电流，使通电电流逐渐减小，断电时又可形成反向刺激电流，此时必需使用乏极化电极（图 8-9C）。目前多用银－氯化银的乏极化电极，其制作方法：电镀氯化银的装置如图 8-10 所示。将待镀氯化银的银丝夹在接有导线的金属夹上，该导线与直流电源的阳极相联，直流电源的阴极接约 1cm 的小银片或干电池碳棒（也可用铅笔芯）。直流电源可用一节 1 号干电池或 2V 的蓄电池，在电路中串联一只 5kΩ 的电位器，或 1～5mA 的毫安表及小开关。小烧杯内盛生理盐水或 1% 稀盐酸溶液，将阴极及待镀氯化银的银丝均浸没于电解液中，通电后即可见阳极的银丝逐渐变得灰黑。电镀的时间取决于电流大小和待镀银丝的多少，一般说来，电流大，电镀的时间短，但不易均匀，易于剥脱；反之，电流小，电镀的时间长，涂层均匀且牢固。电流大小按电极面积每 $1mm^2$ 为 0.01mA 计算。通常通 0.4mA 电流时，一对电极的电镀时间约 15min，40mA 电流电镀 2～3min，100mA 电流通电约 1min。镀好的银丝电极置于生理盐水中避光保存，以免阳光促使氯化银分解。

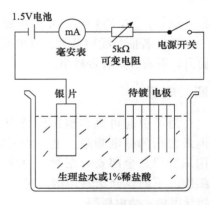

图 8-10　电镀氯化银装置

（五）微电极

在进行细胞水平电活动的实验时，必需使用微电极。微电极可分为金属微电极和单管玻璃微电极两大类。

1. 金属微电极　金属微电极多用硬度较高的钨丝做原料，利用电蚀原理，通过一个转动装置，使钨丝尖部以一定频率反复进入亚硝酸钾溶液中。电蚀电流开始时较大，一般在 30mA 以下，约经 10min，电极初步形成。此时将电流减小到 10mA，经 1～2min，电极即最后形成。经显微镜检查，证明尖端达 1～2μm，再经过洗涤、涂绝缘漆，每涂一次漆，即在 120～130℃烤箱中烘烤 5min，反复进行 7～8 次；最后置于 150℃中烘烤 30min。电极制成后必须经绝缘性能检查，证明除尖端导电外，其他部位绝缘性能都很好的电极即可使用。

2. 单管玻璃微电极　　单管玻璃微电极实际上是一支尖端非常细（尖端直径仅 1μm 左右）、内充电解质溶液的微吸管（图 8-11 右）。利用管内的电解质溶液作为电极的导体，玻管壁为电极导体周围的绝缘层。为了使微电极尖端具有足以穿刺细胞膜的强度，微电极通常选用含硼的硬质玻璃毛坯（直径 1.5～2.5mm）来拉制，毛坯的内壁上通常烧结有 2～3 根很细的毛细玻璃管，其断面如图 8-11 左。这些毛细玻璃管在拉制微电极时，也按比例地变细，一直延伸到微电极的尖端。

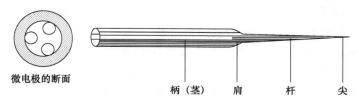

微电极的断面　　　　　　柄（茎）　肩　杆　尖

图 8-11　玻璃微电极
左：玻璃微电极断面；右：玻璃微电极外形

（1）拉制及充灌　　拉制用的玻璃毛坯事前必须经过彻底的清洗。拉制的方法可用简单的重锤法，或用专门的微电极拉制仪来拉制。由于微电极尖端管径非常细，为了减少电极尖端的电阻，微电极管内都充灌以高浓度的电解质溶液。作细胞内记录用时内充 3mol/L KCl；作细胞外记录用时，可内充 4mol/L NaCl。使用前一天将 3mol/L KCl 从微电极的粗端灌入，内充液经过微电极管内毛细管与管壁间毛细现象作用，很快充灌到微电极尖端。

（2）储存　　拉好后未充灌的微电极，可储存于清洁、防尘的小盒中。已充灌好的微电极，尖端朝下浸泡在盛于深色瓶的 3mol/L KCl 中备用。

（3）实验前检查微电极中是否有气泡并测量其电阻　　电极电阻一般在 5～20MΩ 范围时较合适，2MΩ 以下时，表明电极尖过粗或已断。

（六）多管微电极

多管微电极是目前研究中枢机能的重要方法之一，也是研究中枢规质的必要手段。多管微电极能将化学试剂直接加到被测细胞的周围，使试剂作用局限在极小的范围内，因而有极大的优越性。多管微电极的制备方法如下：

（1）电极毛坯的制备　　选用硬质、熔点高的细玻管五根（外径为 2.6mm，内径 2mm），其中一根长约 55mm 为中心管，以其为轴心，侧管约 30mm，整齐、均匀地围绕在中心管周围，再用金属丝在玻管两端捆扎，捆扎的松紧适度。将捆扎好的玻璃管在酒精喷灯火焰上加热，边加热边转动，使其受热均匀、软化。手持中心管两端轻轻用力将玻管束粘接处拉长（0.5～1cm），使软化的侧管粘在中心管周围。

（2）三电极毛坯的拉微

1）将多管电极毛坯中心管固定于拉制装置上，多管微电极拉制装置如图 8-12。使中极毛坯的粘接部正处在电热丝的中心（切勿使毛坯与电热丝接触）。电加热器与30A的安培计和可调变压器相接，接通电源。

2）电极拉微分三步

第一步：使电热丝通电，经可调变压器，使输出电流缓缓上升到14～16A。此时炉丝发热，呈橙红色，热源区玻管软化，因重量而被拉长。当钟表拿子下降30mm时，迅速断电。

第二步：旋动万能支架升降旋钮，使电热丝在拉长了的玻管束的中央，接通电源，将电流调到14～16A，当玻璃管再次软化被拉长30mm时，立即断电。

第三步：旋动万能支架升降旋钮，使电热丝在拉长的玻管束中央。接通电源，将电流调到14A，热源处的拉长部位又被拉长，到一定值时就自动拔尖，拔尖后立即断电。

3）分离尾部，将拉好的多管微电极的中心管固定在拉制仪的电极夹上，旋动万能支架升降旋钮，使电热丝在金属丝捆扎的侧管处，接通电源，使输出电流为15A，当玻管稍微软化时，用带钩的小镊子轻轻分开各管，使其成30°，并使中心管保持垂直；如不垂直，可稍加修整。此时，立即断电，多管微电极就拉制完毕。

（3）多管微电极的充灌　　将多管微电极倒立（图8-12）。用1ml注射器（在针头上套一个小的塑料管，将塑料管的另一端用力拉细）抽取微量药物，滴在被充灌管的尾部。我们可以看到由于虹吸作用，此被充灌管的尖部即被充盈。如尖部有气泡，可用一丝棉花贴在被充管的尾部，可慢慢吸出气泡，然后再充灌（如果不能充灌，就是电极尖端堵了）；然后把多管微电极正立，在被充灌管放一根清洁的银丝，将药物滴在此管尾部，会很快充灌好。

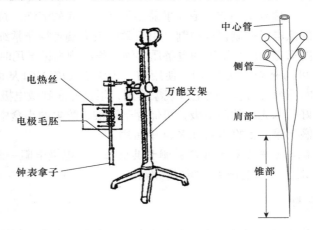

图8-12　多管微电极拉制装置与多管微电极示意图

（七）神经标本盒

在进行蟾蜍坐骨神经干动作电位、兴奋不应期，以及传导速度的测定实验中，为了保持神经干的良好机能状态，必需使用神经标本盒（图8-13）。标本盒通常用有机玻璃制成，盒内有两根导轨，导轨上装有银丝电极的有机玻璃滑块，滑块电极可以在导轨上随意移动，用以调节电极间的距离。每个电极滑块通过导线与标本盒侧壁的一个接线柱相联，其中1对作刺激电极，1对作记录电极，记录电极与刺激电极间的电极接地。有的标本盒盒盖上装有小尺，用以测量电极间的距离。

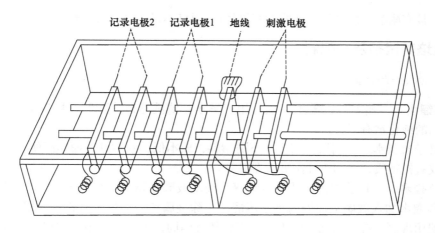

图 8-13 神经标本盒

有的实验室设计的标本盒中还可安装肌肉标本，并把张力换能器装在标本盒内，可同时记录肌肉动作电位和肌肉收缩曲线，使用十分方便。

（隋建峰，熊加祥）

第二节 细胞培养技术

在体外条件下，模拟体内生理环境将组织或细胞进行孵育培养，使之生存并维持其结构和功能的方法统称为组织细胞培养。

一、细胞培养室的基本条件

（一）培养室设置

设置细胞培养室的原则是保证无微生物污染和不受其他有害因素的影响，按其工作性质可将实验室分为无菌操作区、培养孵育区、观察研究区、物品储藏区、准备区、清洗区和消毒区。无菌操作区又称无菌室，包括操作间和缓冲间，同时进行感染和正常的操作应在不同的操作间。因此操作间又可分为正常培养操作间和感染操作间。缓冲间是进入操作间要经过的缓冲区，具有更换无菌衣帽等功能，能保护无菌操作间的无菌环境。

（二）培养室仪器、器械及器皿

1. 仪器 无菌操作箱，超净工作台，物品柜，实验台，恒温水浴箱，电热干燥箱，转鼓培养架，CO_2 培养箱，培养盘，试管架，倒置显微镜，普通显微镜，实体立体显微镜，照相系统，普通及低温冰箱，水纯化装置，高速及超速离心机，微量移液枪，蠕动泵，液氮罐，搅拌器，酸度计，高压消毒锅，滤器等。

2. 器械 手术刀，手术剪，虹膜剪（直、弯头），眼科剪（直、弯头），中号尖镊，持针器，止血钳，80～200 目尼龙网或不锈钢网，细胞计数器等。

3. 器皿 主要有培养瓶，细胞培养板（4、8、16、24、48、96 孔），试管，离心管，冻存管等，可根据具体情况选用。用于组织培养的玻璃器皿需经过严格筛选，均以中性硬质玻璃为好，具有耐酸、耐高压、透明度好等优点，且应规格一致、光滑、平整无痕。

二、细胞培养试剂及其配制

（一）水、平衡盐溶液

1. 蒸馏水　　培养液的配置必须使用三蒸水，清洗器皿或配制一般洗液可用双蒸水。实验室常用的纯化水有三种：

（1）离子交换水　　制取去离子水不需燃料，成本低，水质好，操作简便，但不能去除离子物质或有机物质，多用于冲洗玻璃器皿等。

（2）蒸馏水　　目前国内多使用自动双重纯水玻璃蒸馏器（石英管加热）。将金属蒸馏器蒸馏的蒸馏水加入玻璃蒸馏器内重新蒸馏，去除金属离子。组织培养液需用三蒸水配制。蒸馏水要现用现制，存放时间不宜太长，不要超过两周，最好在使用前配制。同时又因为空气中的杂质和有毒气体能污染液体，CO_2 也会溶解于水，故存放时要将蒸馏水装满贮存器，密封瓶口，防止空气混入。

（3）超纯水　　是指将水中的导电介质几乎全部去除，又将水中不离解的胶体物质、气体和有机物均去除至很低程度的水，25℃时超纯水的电阻率为 18.3MΩ·cm。这种水中除了水分子（H_2O）外，几乎没有其他杂质，更没有细菌、病毒等物质，最适合细胞培养。超纯水的制备工艺大体可分为预处理、脱盐和精处理三步。预处理包括砂滤、多介质过滤、软化、加氯、调节 pH、活性炭过滤、脱气等；脱盐包括电渗析、反渗透、离子交换；精处理包括紫外线杀菌、终端膜过滤和超滤。

2. 平衡盐溶液　　常用的平衡盐溶液有 PBS 液、Hank's 液、Eagle 液、D-Hank's 液、HEPES 液。平衡盐溶液可作为配制培养液的基础溶液，也可用来洗涤组织和细胞。

配制平衡盐溶液时要注意防止钙的沉淀，应将其中的 $CaCl_2$，Na_2CO_3 单独配制，并将平衡盐溶液配制成浓缩液，使用时现加。Hank's 液和 Eagle 液都需一定量的 CO_2 平衡。因此，应将瓶盖（橡皮塞）盖紧，以防瓶中 CO_2 逃逸，使溶液 pH 增高。

（二）培养基

1. 天然培养基　　配置天然培养基主要有鸡血浆、鸡胚浸出液、血清等。细胞培养最为常用的是动物血清，其中牛血清用的最为广泛。牛血清分为胎牛血清（fetal bovine serum，FBS）和小牛血清（calf serum，CS）两种。FBS 是经剖腹从牛子宫中取出的胎牛中分离得到的血清，价格贵；CS 是刚出生但是尚未哺乳的小牛中分离到的血清。水解乳蛋白是乳蛋白经蛋白酶和肽酶水解的产物，也是天然培养基。

2. 合成培养基　　合成培养基主要含有氨基酸、维生素、碳水化合物和无机离子等。目前市售合成培养基种类很多，如 MEM、DMEM、RPMI1640、F18 等均较常用，但具体培养时，特别是原代培养中，不同种细胞培养所用的最适培养基也有差别，需注意选择。如 DMEM 常用于骨髓病细胞和 DNA 转染的转化细胞的培养，RPMI1640 适用于淋巴细胞和肿瘤细胞的培养等。合成培养基不加血清或低浓度（2%）血清，仅能维持细胞生存，称为维持液。使用时尚需添加 10%～20% 血清，才能有利于细胞生长，称为生长液。

（1）MEM（minimum eagle medium，低限量 Eagle 培养基）　　成分简单，广泛适合已建成细胞系的培养，同时宜于添加或减少某些成分，也特别适于特殊研究的细胞培养工作。

（2）DMEM（dulbecco's modified eagle medium，dulbecco 改良的 Eagle 培养基）　增加了各种成分的用量（加倍），葡萄糖用量可选择低糖或高糖，生长速度较快，对于附着性较差的肿瘤细胞生长有利。特别应用在附着性较差，但又不希望它脱离原来生长点的克隆培养时，采用高糖的培养液效果较高。所以常用于杂交瘤技术中骨髓瘤细胞和 DNA 转染的转化细胞的培养。

RPMI1640 是一种常用的培养液，最初是针对淋巴细胞的培养而设计的，现广泛适用于多种正常细胞和肿瘤细胞的培养。

现今，国内外普遍使用市售商品合成培养基，使用时按照说明书进行即可。

3. 无血清培养基　由于血清成分复杂，常影响对培养细胞分泌的微量物质的研究，难以分析培养基内成分，而且血清中也含有细胞毒性物质和抑制物质，影响细胞的正常表达，所以无血清培养基越来越受到人们的重视。

无血清培养基主要由基础培养液和附加成分两部分组成。常用 F12 和 DMEM 培养基，二者按 1∶1 混合补加 15mmol/L HEPES 等作为基础培养液，根据培养不同细胞的要求，附加特异性生长因子、激素、细胞附着蛋白、金属离子转移蛋白、细胞结合蛋白、脂蛋白、脂肪酸、酶抑制剂和微量元素等作为附加成分。无血清培养基种类已日渐增多，如 MEM、IS-COVE、Neurobasal-SFM 等，可根据具体实验要求进行购买。

（三）底物溶液

底物溶液主要有鼠尾胶原、多聚赖氨酸、人羊膜基酸等，层黏连蛋白、多聚鸟氨酸等常用作培养底物。胶原是细胞生长的良好基质，主要用于组织块和细胞的固定附着，并改善细胞生长表面的性质以适合细胞的生长。大鼠尾胶原是实验室常用的胶原，使用时取少许胶原涂于无菌培养瓶皿的内壁上，不宜太厚，以倾斜瓶皿时不流动为准。向培养瓶内通以氮气后封上瓶盖，作用 30min，待胶原凝固，然后用无菌生理盐水冲洗，晾干后即可使用。

（四）各种添加剂

1. 一般添加剂　一般添加剂有葡萄糖、L- 谷氨酰胺、胰岛素等，分别溶于三蒸水，经滤过除菌分装，−20℃保存。

2. 合成添加剂　常用各种无血清培养基一起按比例购买，如 Neurobasal-SFM 培养基 100ml 中需添加 N2 添加剂 1ml 或 B27 添加剂 2ml，此种完全的无血清培养基使用便利，培养效果也很满意。

（五）消化液

1. 胰蛋白酶溶液　胰酶粉末 1g，加入平衡盐溶液调成糊状，再加至 100ml 搅拌均匀，室温或冰箱保存过夜，并不时搅拌振荡；滤器过滤除菌，分装，低温冰箱保存，用时将其稀释，按 1 份胰酶加 3 份平衡盐配制，即成 0.25% 的胰蛋白酶溶液，再用碱性溶液将其调到 pH7.2 左右，降低其酸性。

2. 二乙胺四乙酸溶液（EDTA 溶液）　是一种化学螯合剂，用无钙、镁盐溶液溶解后，高压灭菌，分装小瓶，−20℃保存，使用浓度为 0.02%。

3. 胶原酶溶液　配成 10 倍贮存液，滤器过滤除菌，分装，低温冰箱保存，用时将其稀释，使用浓度一般为 1～5mg/ml。

（六）pH 调整液

调节培养液的 pH 常用 $NaHCO_3$。为了维持营养成分的稳定和延长贮存时间，在配制营养液时都不预先加入 pH 调整液。pH 调整液都是单独配制，在使用培养液前加入。

$NaHCO_3$ 溶液常用浓度有 7.4%、5.6%、3.7% 三种。三蒸水溶解后，滤过除菌，分装小瓶，4℃或室温保存。调节 pH 时，$NaHCO_3$ 逐渐加入，并不时摇动培养液，防止加入过量。

为了较长时间维持培养液恒定 pH，以利于细胞的生长和增殖，还可使用强缓冲液 HEPES。

（七）抗生素液

培养液中加入适量抗生素，可预防因操作不慎而产生的污染。

1. 双抗溶液（100×）　　青霉素 G 10000U/ml，链霉素 10000μg/ml，主要预防细菌污染。

2. 庆大霉素溶液（200×）　　10000U/ml，主要预防细菌污染。

3. 四环素溶液（100×）　　1000μg/ml，主要预防支原体污染。

4. 两性霉素 B 溶液（100×）　　500μg/ml，主要预防真菌污染。

贮存液配制后，分装小瓶，冷冻保存。使用前按 100 倍或 200 倍稀释加入到培养液内，每小瓶最好一次用完。

（八）清洁液的配制和使用注意事项

1. 清洁液的配方　　见表 8-1。

表 8-1　清洁液配方

配方成分	常用方	弱液	次强液	强液
重铬酸钾（g）	100	50	100	50
清水（ml）	800	1000	1000	200
浓硫酸（ml）	200	90	100	800

2. 注意事项　　选用耐酸塑料桶或不锈钢桶配制为宜。先将重铬酸钾溶于水中，用玻棒搅拌助溶，缓缓加入浓硫酸，切忌过急；否则将产热而发生危险（绝不可将重铬酸钾液倒入浓硫酸中）。清洁液配好时呈棕红色，待变绿色时表明失效。由于清洁液的腐蚀性极强，配制与应用时必须小心，并做好防护。

三、细胞培养的基本技术

（一）清洗

新使用和重新使用的培养器皿，都要经过严格清洗，以防各种有害物质对培养细胞造成损害。培养用的塑料器皿目前主要依靠进口，均已无菌密封包装，可直接使用。对于塑料瓶盖或胶塞等，可水中浸泡后用 2%NaOH 煮沸 10～20min，自来水中浸泡和蒸馏水漂洗 2～3 次，晾干备用。细胞培养中的绝大部分器皿系玻璃制品，清洗过程为以下步骤：

1. 浸泡 新使用或重复使用的玻璃器皿须经 5% 盐酸溶液或自来水浸泡过夜或煮沸 30min，水洗，以去除新购进玻璃器皿上所带有的灰尘、铅、砷等物质，并消除其弱碱性。

2. 刷洗 浸泡后用软毛刷和优质的洗洁精进行刷洗。

3. 酸浸 刷洗后的玻璃制品酸浸前须适当晾干或烘干，以免造成酸浸液稀释，影响效果。将玻璃制品完全浸泡入清洁液中 24h，清洁液具有极强的酸性腐蚀作用，操作过程中须戴防护用具。

4. 冲洗 浸酸后的玻璃器皿先用自来水充分冲洗，吸管须冲洗 10min，瓶皿须每瓶灌满自来水、反复倒掉 10 次以上，不留任何酸浸液残迹，然后用蒸馏水漂洗 2~3 次，烘干备用，要求干净透明，无油烟，不残留任何有害物质及化学药品等。

（二）消毒

消毒包括以下操作内容。

1. 包装 器材经清洗、烤干或晾干后，应严格包装，而后再进行消毒灭菌处理，以防止消毒灭菌后再次遭受污染。包装材料常用包装纸、牛皮纸、硫酸纸、棉布、铝饭盒、玻璃或金属制吸管筒、纸绳等。

2. 消毒 因消毒灭菌物品的不同，而采用不同的消毒方法。

（1）紫外线消毒 主要用于消毒实验室空气、工作台面和一些不能使用其他方法消毒的培养器皿。进无菌室前或做完试验后，均应开灯照射 30min 进行消毒。紫外线照射 60min 可以消灭空气中的大部分细菌。

（2）消毒剂消毒 主要针对操作者的皮肤表面、培养瓶的盖和外壁进行消毒，常用碘酒、乙醇等。无菌室内桌椅和物体的消毒可用 0.1% 新洁尔灭、过氧乙酸、来苏儿等擦拭或浸泡。实验室、无菌室的消毒可用甲醛熏蒸（高锰酸钾 5~7.5g，加 40% 甲醛 10~15ml，混合放入一开放容器内，立即可见白色甲醛烟雾，房间密闭 24h 即可）。

（3）干热消毒 多用于玻璃器皿消毒，将玻璃器皿放于干热烤箱，180℃条件下烘烤 45~60min。

（4）湿热消毒 培养液、橡胶制品、塑料器皿等用 68kPa（115℃）高压灭菌 10min；布类、玻璃制品、金属器械等用 103kPa（121.3℃）高压灭菌 20~30min。

（5）滤过消毒 用孔径 200~450nm 的滤板可除去培养液和试剂中的细菌和真菌等。用 200nm 孔径的滤板进行滤过两次，可使试剂中的支原体达到某种程度的去除，但不能除去病毒。滤器分为负压和加压式两种。过滤的液体量很少时，可选用注射器微量滤膜滤器。

（6）^{60}Co 照射 不耐热的塑料制品或一次性用品的灭菌可经包装后，用 γ 射线照射消毒。

（三）合成培养基的配置

合成培养基的配置主要分为以下几步：

1）将干粉型培养基溶于新鲜制备的三蒸水中，置于磁力搅拌器上充分搅拌溶解。

2）按照要求补加 $NaHCO_3$ 和谷氨酰胺。

3）加入抗生素，青霉素最终浓度为 100U/ml，链霉素为 100U/ml。

4）按所需浓度加入经 56℃水浴灭活的胎牛血清，补加三蒸水至终体积。胎牛血清也可在培养基过滤后再加入。

5）调 pH，常规配制的培养液 pH 略偏碱，多采用 1mol HCl 溶液调整至 pH7.2～7.4。

6）将上述溶液采用灭菌后的滤器（装有 0.22 和 0.45 滤膜各 1 张）过滤除菌。

7）无菌分装于灭菌的贮液瓶中，密封－20℃存放。

（四）无菌操作

无菌操作是决定细胞培养是否成功的首要条件。由于体外培养细胞缺乏抗感染能力，在一切操作中要努力做到最大限度的无菌。工作前要对手部进行清洗消毒，进无菌操作室时戴口罩和穿工作服，不能用手直接触及已消毒器皿内部，打开培养瓶前或封闭瓶口前，须用火焰烧灼瓶口等办法避免造成污染。

（五）取材

取材时应注意无菌操作，防止污染。污染组织应放入含两性霉素 B（2μg/ml）、青霉素（500U/ml）、链霉素（500U/ml）的培养液中浸泡 10～20min，取材后立即进行培养。如因故不能培养时，应在无菌条件下，把组织块切成 1cm³ 大小置于培养液中 37℃贮存，存放时间不宜超过 24h。源自人体肿瘤和其他病理组织的取材、贮存和运送应特别注意防止污染。

1. 取血　　多采用静脉血，注意无菌操作，如使用肝素等抗凝剂，也要注意消毒处理。血液、羊水、胸水和腹水等细胞悬液，可采用离心法分离，500～1000r/min，离心 5～10min 即可。

2. 动物组织　　动物皮毛易隐藏微生物，且不易消毒，应特别注意消毒和无菌操作。

（六）细胞分散法

1. 机械分散法　　在对一些纤维成分很少的组织进行培养时，可以直接用机械方法进行分散。如脑组织、部分胚胎组织以及一些肿瘤组织等。可剪刀剪切后用吸管反复吹打分散组织细胞；或将组织放在注射器内通过针头压出，但这一方法对组织损伤较大。较常用的方法是用注射器针芯挤压通过不锈钢筛网，而达到分散细胞的目的。

2. 胰蛋白酶消化法　　胰蛋白酶是应用较广泛的消化酶，适合于消化间质较少的软组织，传代细胞的消化也常采用此法。由于 Ca^{2+} 和 Mg^{2+} 对胰蛋白酶活性有一定抑制作用，因此须用不含这些离子的缓冲液配制。将组织剪成 1mm³ 大小，置于容器中，加入 30～50 倍体积的 0.25% 胰蛋白酶液，消化 30～60min。

3. 胶原酶消化法　　胶原酶对胶原的消化作用很强，它仅对细胞间质有消化作用而对上皮细胞影响不大。因此适于消化分离纤维性组织、上皮及癌组织，可使上皮细胞与胶原成分分离而不受损害。钙、镁离子和血清成分不会影响胶原酶的消化作用，因而可用 BSS 或含血清的培养液配制，这样的实验操作简便同时提高细胞成活率。但胶原酶价格较高，大量使用将增加实验成本。胶原酶的常用剂量为 200U/ml 或 0.1～0.3μg/ml。一般将 3～5 倍胶原酶溶液加入已剪碎的组织块中，数小时后或 10 余小时后，可见组织块逐步变小至几乎看不见，原来澄清的消化液转变成混悬液时，可以终止消化，如组织块较大、细胞量较多时，可于消化期间换消化液一次。消化液经低速离心 5min 后，去上清液，加入 20% 小牛血清培养液，轻轻打散细胞团，制成细胞悬液。

4. EDTA 溶液分散法　　EDTA 是二乙烯四乙酸二钠的简称。它的作用较胰蛋白酶缓和，适用于消化分离传代细胞。其主要作用在于能从组织生存环境中吸取 Ca^{2+}、Mg^{2+}，这些离子是维持组织完整的重要因素。但 EDTA 单独使用不能使细胞完全分散，因而常与胰蛋白酶按不同比例混合使用，效果较好。常用混合比例为 1∶1 或 2 份 EDTA、1 份胰蛋白酶。EDTA 工作液的浓度为 0.02%，用不含 Ca^{2+}、Mg^{2+} 的 BSS 配制。

（七）淋巴细胞分离法

取抗凝血剂肝素 1ml 加 Hank's 液 1ml 稀释后，再沿试管壁慢慢加入 4ml 淋巴细胞分离液，勿与上层液体混合，然后 2000r/min 水平离心 20min，管内分 4 层，自上而下依次为血浆、单个核细胞（位于细胞分离液上界与血浆下界的中间呈白色雾状层）、颗粒白细胞（位于淋巴细胞分离液下界与底层红细胞上界的交界处）、红细胞（位于管底）。用毛细吸管沿管壁轻轻吸出淋巴细胞层，然后用 Hank's 液洗 2 次，每次 2000r/min，离心 10min，最后供计数使用。

（八）细胞计数

待测细胞 0.1ml 加 D-Hank's 液 0.8ml 及 0.3% 台盼蓝（trypan blue）0.1ml（死细胞着色），混合后滴入血球计数板内，于低倍镜下计数 4 角的 4 个大方格内的活细胞（透明未着色）总数，然后用下式计数：

$$细胞浓度 = \frac{4 大方格内活细胞数}{4} \times 10^4 \times 稀释倍数（10）= 细胞数/ml$$

$$细胞密度 = 细胞数/毫升原液 = \frac{4 大方格内活细胞数}{4} \times 10^4$$

$$细胞存活率 = \frac{活细胞数}{活细胞数 + 死细胞数} \times 100$$

在计数时遇到对大方格压线的细胞，应按数上不数下，数左不数右的原则进行计数。

四、细胞培养的操作步骤

（一）原代培养及其操作步骤

原代细胞的培养是指从供体内取出组织后，经机械以及消化分离单个细胞或单一型细胞群，然后在体外模拟人体生理环境，使细胞或细胞群在无菌、适当温度和一定的营养条件下生存、生长和繁殖。原代培养细胞常有不同的细胞成分，生长缓慢，但是更能代表所来源的组织细胞类型和表达组织的特异性特征。利用原代细胞培养做各种实验，如药物测试、细胞分化及病毒学方面的试验效果较好。操作步骤具体如下：

1. 剪切组织　先将所取得组织，用 D-Hank's 或 Hank's 液清洗，以去除表面血污，并用手术镊去除黏附的结缔组织等非培养所需组织；再次清洗后，用手术刀将组织切成若干小块，移入青霉素小瓶或小烧杯中，加入适量缓冲液，用弯头眼科剪，反复剪切组织，直到组织成糊状，约 1mm³ 大小。静置片刻后用吸管吸去上层液体，加入适当缓冲液再清洗一次。

2. 消化分离　消化分离的目的是将细小的组织块消化分离成细胞团或分散的单个细

胞，以利于进一步的培养，常用的消化酶有胰蛋白酶和胶原酶。

3. 培养　　细胞悬液用计数板进行细胞计数，用培养液将细胞数调整为 $(2\sim5)\times10^5$ 个 /ml，或实验所需密度，分装于培养瓶中，然后细胞悬液的量以覆盖后略高于培养瓶底部为宜，置 CO_2 培养箱内，5%CO_2，37℃静置培养。一般 3～5d，原代培养细胞可以黏附于瓶壁，并伸展开始生长，可补加原培养液量 1/2 的新培养液，继续培养 2～3d 后换液，一般 7～14d 可以长满瓶壁，进行传代。

4. 注意事项

（1）培养液　　所用培养液必须满足细胞生存和生长的必要条件。由于细胞来源的动物种类、组织类型不同，对培养液要求有一定差异，必要时可用预实验选择适当的培养液。

（2）无菌操作　　细菌或真菌污染是培养失败的常见原因，必须加强各个环节的无菌操作观念，以预防为主，因为一旦污染，一般很难消除。

（3）小牛血清　　小牛血清对于维持培养细胞的生存和促进细胞增殖起着关键性作用。可选择多种不同批号的小牛血清进行小样分析。一旦确定某一厂家的某一批号小牛血清后，就保持应用至实验完成。

（4）胶原酶溶液　　必须新鲜配制，贮存时间过长（即使是 −20℃低温保存），也将影响消化效力，导致消化时间过长，细胞损伤增加。

（5）L- 谷氨酰胺　　几乎所有细胞对谷氨酰胺都有较高的要求，细胞需要谷氨酰胺合成核酸和蛋白质，在缺少谷氨酰胺时，细胞会因生长不良而死亡。谷氨酰胺在溶液中很不稳定，加有谷氨酰胺的培养液在 4℃冰箱贮存 2 周以上时，就应重新加入原来量的谷氨酰胺。

（6）静置培养　　原代细胞在消化分离后，置于 CO_2 培养箱的前 24～48h（必要时 72h）内，应处于绝对静置状态，切忌不时地取出培养瓶观察生长状况，这将使原代分离细胞难以贴壁，更谈不上伸展和增殖，初学者尤应注意。不必担心培养液中营养成分会消耗光，在细胞增殖前对营养的要求并不大。原代培养初期仅加一薄层细胞悬液有利于细胞贴壁伸展。

（7）消化时间　　一般消化至肉眼尚可见微小组织颗粒即可，因为此时组织颗粒松散，略经吹打即成细胞团或单个细胞，过久消化常致细胞损伤加重，细胞培养成活率降低。

（8）其他生长因子　　经过以上处理，一般原代分离细胞培养均可以成功。对于少数特殊类型细胞也可以考虑加一些特殊的生长因子。如胰岛素能促使细胞摄取葡萄糖和氨基酸。另外，内毒素、EGF、FGF 等均有促进有丝分裂的作用，但费用较高。

（二）传代培养及其操作步骤

原代细胞培养成功后，需进行分离培养，否则细胞会因生存空间不足或密度过大，营养障碍，影响细胞生长。细胞由原培养瓶内分离稀释后传到新培养瓶中培养的过程称为传代培养。传代细胞允许培养的细胞扩增（形成细胞株），可以进行细胞克隆，易于保存，但可能丧失一些特殊的细胞和分化特征。传代细胞形成细胞株的最大利处在于提供了大量持久的实验材料，便于实验。

1. 操作步骤

1）吸掉或倒掉培养瓶内的旧培养液。

2）向瓶内加入胰蛋白酶液和 EM 混合液少量，以能覆盖培养瓶底为宜。

3）置于 37℃孵箱或室温（25℃）下进行消化，2～5min 后把培养瓶放在倒置显微镜下进行观察，当发现胞质回缩、细胞间隙增大后，应立即中止消化。

4）吸出消化液，向瓶内加入少量 Hank's 液，轻轻转动培养瓶，把残留消化液冲掉，然后再加培养液。如果仅使用胰蛋白酶消化，在吸除胰蛋白液后，可直接加入少量有血清的培养液，终止消化。

5）使用弯头吸管，吸取瓶内培养液，按顺序反复轻轻吹打瓶壁细胞，使之从瓶壁脱离形成细胞悬液。吹打时动作要轻柔，以防用力过猛损伤细胞。

6）用计数板计数后，分别接种于新的培养瓶中，置于 CO_2 培养箱中进行培养。

7）细胞培养换液时间应根据细胞生长的状态和实验要求来确定。一般 2～3d 后应换一次生长液。待细胞铺满瓶皿底面，即可使用；也可继续传代，扩大培养或换成维持液。

2. 注意事项

1）掌握好消化浓度，消化液浓度过高时，消化时间应缩短；过低时，消化时间应延长。

2）掌握好细胞消化的时间，消化时间过短时，细胞不宜从瓶壁脱落，过长消化会导致细胞脱落、损伤。

（三）体内细胞培养及其操作步骤

体内细胞培养的种类及具体操作步骤主要有以下几点：

1. 瘤细胞悬液接种

1）无菌条件下选取生长良好（有光泽，淡红色）的瘤组织或对数生长期培养的肿瘤细胞。

2）在 PBS 中将瘤组织剪碎后用匀浆器研磨，经 80～100 目筛网过滤成单细胞悬液。

3）培养细胞应用 PBS 洗两遍。

4）计数并调整细胞浓度至 10^7～10^8/ml。

5）常规消毒后，于接种部位（通常为背部或腋窝腹股沟皮下）用医用注射器于皮下游走一段后注入细胞悬液（0.1/ 部位，$>10^6$ 细胞）。初次接种成功率低，细胞数尽可能多一些。

6）次日注意观察动物一般情况，初次接种一般有一段较长的潜伏期，以后随着传代潜伏期逐渐缩短，最后固定为一个相对稳定的时间。

2. 腹水瘤的建立与腹水瘤的接种　　将实体瘤细胞直接种于小鼠腹腔、腹壁或其他部位，引起腹水，腹水中含有瘤细胞，将这种腹水反复传代，即可成为腹水瘤。初次传代时，腹水常呈血性（含大量红细胞），反复传代后腹水逐渐变成乳白色。具体方法如下：

1）将冻存或培养的腹水瘤细胞离心和洗涤，进行细胞计数。

2）消毒动物，左下腹穿刺接种约 10^6 个腹水瘤细胞。

3）接种腹水瘤细胞后 7～12d，待小鼠腹部明显膨大。用碘酒棉球消毒小鼠腹部，用 9 号针头抽取腹水，也可行腹部解剖后，用滴管吸取。每只小鼠可抽 3～5ml。

4）抽取的腹水经 3000r/min 离心 15min，收集上清，分装冻存备用。

（四）培养细胞的冻存及复苏

细胞低温冻存是培养室内一项常规工作和通用技术。细胞冻存在 $-196℃$ 的液氮中，储存时间几乎是无限的。细胞冻存及复苏的原则是慢冻快融。

1. 冻存细胞

1）选取对数增生期细胞（证明无支原体污染），在冻存前 1d 换液。

2）按常规方法把培养细胞制备成悬液，计数，细胞密度达 $5×10^6/ml$，离心，去除上清液。

3）将配制好的冻存液（培养液 6.8ml，小牛血清 2ml，DMSO 1ml，5.6% $NaHCO_3$ 0.1ml）按与所去上清液相同的量逐滴加入离心管中，然后用吸管轻轻吹打，令细胞重悬。冻存细胞时培养液中加入保护剂 10% 二甲基亚砜（DMSO）或甘油，可使冰点降低，使细胞内水分在冻结前透出细胞外。

4）分装于无菌冻存管中，每管加 1.5ml 悬液。

5）旋好冻存管并仔细检查，一定要盖紧，做好标记。

6）冻存在特殊的仪器或简易的液氮容器中，按 $-1℃/min$ 的速度，在 30～40min 时间内，下降到液氮表面，再停 30min 后，直接投入液氮中。要适当掌握下降冷冻速度，过快能影响细胞内水分透出，太慢则促进冰晶形成。操作时应戴防护眼镜和手套，以免液氮冻伤。

2. 复苏细胞

1）从罐中取出冻存管。

2）迅速放入 36～37℃水浴，不时摇动，使其急速融化，30～60s 内完成。

3）冻存管用 70% 乙醇擦拭消毒后，打开盖子，用吸管将细胞悬液注入离心管中，再滴加 10ml 培养液。

4）低速离心（500～1000r/min）5 min，去上清液后再用培养液洗 1 次。

5）用培养液适当稀释后，装入培养瓶 37℃培养，次日更换 1 次培养液后，继续培养。以后仍按常规进行培养。冻存细胞数量要充分，密度应达到 $10^7/ml$，在融后稀释 20 倍后，仍能保持 $5×10^5/ml$ 数量。

五、培养细胞的常规观察

在细胞接种或传代以后，要每天或最多间隔 1～2d 就对细胞做常规性检查。观察细胞形态和生长情况以及培养液的 pH 变化、有无污染等情况。根据细胞动态变化，做换液或传代处理，如发现异常情况应及时采取措施。

1. 细胞形态　　一般显微镜下就可对生长状态良好的细胞进行观察，主要形态特征是细胞透明度大、折光性强、轮廓不清。细胞生长不良时，轮廓增强，胞质中常出现空泡、脂滴和其他颗粒状物，细胞间空隙加大，细胞形态变得不规则甚至失去原有特点，如上皮细胞变成类上皮细胞等。细胞死亡后，某些染料能透过变性细胞膜与解体细胞核上的 DNA 结合，令其着色。根据这一原理常用台盼蓝鉴别细胞死活，活细胞不着色，死细胞核呈蓝色。

2. 细胞生长　　初代培养或传代细胞悬液接种后，经长短不同的潜伏期后开始增殖。传代细胞系、胚胎或幼体组织常在第二天可见细胞生长，1 周内便可连接成片。接种细胞长满瓶壁后，应及时做再培养处理；否则由于营养物消耗和代谢积累，细胞即进入停止期或退化期。此时细胞轮廓增强，胞内常出现颗粒状堆积物，为膨胀的线粒体，细胞质呈空泡化，细胞变圆、粗糙，严重时细胞从瓶壁脱落，只有及时再做传代处理才能使细胞继续生长繁殖。

3. 培养液　　正常情况下，培养液呈桃红色。如果细胞维持在 pH6.5～6.6 条件下，细胞会脱落死亡。当培养液酸化变黄时，说明培养液中代谢产物已堆积到一定量，需要更换新鲜培养液。更换培养液的时间，可依营养物的消耗而定，细胞生长旺盛时 2～3d 换一次，生长缓慢时，亦可 3～4d 更换一次。要特别注意的是不同细胞对 pH 的要求是不一样的。

4. 微生物污染及控制　　如果出现微生物污染细胞培养物，会发生 pH 的改变，培养液呈现混浊状。细菌感染后，由于细菌的运动，光镜观察可见有微闪光；真菌感染则在镜下见许多细丝状菌丝，有时还密集有群集孢子；支原体的污染需要借助一些检测手段可检出来。

（1）污染的概念　　污染是各种与培养细胞无关但却干扰细胞生长的杂质混入培养体系中。防止和控制细胞培养中污染的发生是细胞培养乃至后续研究工作成败的关键。污染分为：①微生物污染，建系的细胞或长期培养的细胞及各种实验。为保证细胞质量及结果的可靠性，应进行微生物检测，被检测微生物包括细菌、支原体、病毒和真菌等。②细胞污染，是非目的细胞的混杂，导致细胞品系不纯。种系检测方法和项目除观察细胞形态特征及生长特点外，常用 G6PD 和 LDH 的同工酶谱检测。③化学物质污染，非细胞生长所必需的物质。

（2）微生物污染的表现　　一般来说，细菌和真菌污染常常表现为培养基变浑浊，有真菌菌丝漂浮物以及 pH 下降等情况的发生。在细胞培养中很容易被及时发现加以控制，而支原体污染颇为常见，但因表现不明显，往往易被忽视，应引起足够的重视。

（3）污染的预防及消除　　新配制的培养液应在常规 37℃ 下培养 48h，观察后再使用，注意操作过程的严格无菌。同时可采取以下措施消除污染：

1）抗生素的使用，一般细胞培养常采取联合用药、预防性使用抗生素。怀疑或证实污染时应大剂量（5～10 倍常规量）冲击使用；根据文献及预试验结果选择有效药物及剂量范围（既能有效控制污染，又不伤及培养的细胞）；抗生素不是万能的，重要的在于预防污染的发生。

2）细胞吞噬法，可采取动物腹腔巨噬细胞，加入培养体系，由巨噬细胞吞噬、消灭污染微生物。

3）动物体内接种，将微生物污染的细胞接种到 SPF 级动物体内（皮下或腹腔），1 周后取出，再次接种到 SPF 级动物，如此可连续传代，借助动物的免疫功能消灭污染微生物。

4）支原体污染，选用紫霉素、金霉素、庆大霉素、红霉素、卡那霉素、四环素等均有一定杀灭或抑制支原体的作用。

5）加温处理，鉴于支原体对热耐受差的弱点，把污染有支原体的培养体系加热到 41℃，持续 5～10h（最长达 18h），可杀死支原体。

6）光敏效应，如在培养体系中加溴尿嘧啶（bromouracil），待支原体摄入并整合到 DNA 上以后，用光照射，杀死支原体。

7）用特制微孔滤膜系统滤过支原体。

虽然有上述控制措施，但最重要的还是防止污染发生，最大限度切断污染的可能途径。此外，比较重要的实验、珍贵的细胞，至少由两个实验人员独立培养操作，或由一个人分次（不同时）操作。除培养实验室的卫生条件外，空气中的湿度与微生物污染关系密切，因此周期长且重要部分的实验尽量安排在空气湿度较低的秋、冬季进行。

（杨　忠）

参 考 文 献

陈克敏. 2008. 实验生理科学指导. 北京：科学出版社

范振崴，张红军，王爽，等. 2017. NGF 诱导 PC12 细胞转化为神经样细胞微管相关蛋白 2（MAP2）的表达. 北华大学学报
　　（自然科学版），（2）：194-196

刘斌. 2018. 细胞培养. 3 版. 西安：世界图书出版公司

刘利兵，尹维宏. 2007. 实验基础医学. 2 版. 西安：第四军医大学出版社

柳君泽. 2006. 病理生理学实验教程. 西安：第四军医大学出版社

马保华. 2005. 形态实验学教程. 济南：山东大学出版社

王庭槐. 2004. 生理学实验教程. 北京：北京大学医学出版社

萧家思. 2000. 医用机能实验指导. 北京：高等教育出版社

徐昌芬，冯振卿. 2003. 形态实验学. 北京：人民卫生出版社

章静波. 2014. 组织和细胞培养技术. 3 版. 北京：人民卫生出版社

郑先科，李国华，黄碧兰，等. 2006. 机能实验科学. 北京：北京大学医学出版社

Fresh RI. 2016. Culture of Animal Cells. 7th ed. New York：A John Wiely & Sons，Inc